2018 개정판

해부·병태생리로 이해하는

SN 성인간호학

STEPS TO ADULT HEALTHY NURSING

포인트 리뷰 III 신장 / 내분비

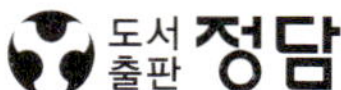

해부·병태생리로 이해하는

SN 성인간호학

포인트 리뷰 III 신장 / 내분비

인쇄 / 2018년 1월 20일
발행 / 2018년 1월 30일

발행인 김정찬
편집기획 손지현
편집디자인 최민수

발행처 도서출판 정담
주소 서울특별시 송파구 송이로17길 50-27
(가락동 13-10) 2층
전화 02-443-2791
팩스 02-430-7370
홈페이지 www.jdb.co.kr
등록 제 22-135호

정가 16,000원
ISBN 978-89-8085-849-1
978-89-8085-835-4(set)

저작권법에 의해 무단 전재나 복제를 금합니다.
잘못 만들어진 책은 바꾸어 드립니다.

의학편저자 머리글

의학이라는 험산준령에서도 그 본령을 이루는 것이 내과학이라고 할 수 있다.

내과학은 거대한 퍼즐이다. 양적으로나 내용적으로도 결코 만만치 않은 분야이다. 여러분들이 그동안 배워온 해부학, 조직학, 생리학, 생화학, 약리학, 병리학 등의 각종 기초학 지식들을 머릿속에서 퍼즐처럼 맞추어 임상현장에서 적용하기 위해서는 암기보다 질환에 대한 이해가 우선시되어야 한다.

결국 임상현장에서의 적용은 단순한 암기만으로 도달할 수 있는 경지가 아니다. 인체와 질병에 대한 기초의학에서 배웠던 모든 지식을 임상적인 지식에 접목시키고 그것을 다시 환자에 적용시킬 수 있는 수준으로 끌어올리기 위해서는 질병을 종합적으로 이해해야만 한다.

의과대학 본과생들 가운데는 참고서의 모든 것을 달달 외우려 했던 학생들도 더러 있었다. 그러나 아무리 기억력이 우수하다고 해도 암기만으로는 모든 내용을 기억할 수도 없으며, 아무런 연관성도 없는 의학용어의 나열만 암기한다고 해서 그 노력만큼 성적이 따라주지도 않았다.

이렇게 된 가장 큰 원인은 그들이 기초의학을 제대로 이해하지 못하였고 이를 임상의학과도 융합시키지 못했기 때문이다. 정상적인 인체의 구조, 생리, 병리에 대해서 잘 알지 못하면 각종 질환이 어떻게 초래되는지도 이해하기 힘들기 때문에 결국에는 책 속의 모든 내용을 외우려고 하는 악순환에 빠져버리는 것이다.

그렇다면 어떻게 해야 할까?

현실적으로 학교에서 임상의학을 공부하면서 다시 기초의학을 처음부터 공부한다는 것은 너무 어려운 일이다. 그렇기 때문에 기본으로 돌아가 그동안 공부했던 기초의학인 해부생리와 병태생리를 질환과 연계하여 다시 정리할 수 있도록 공부해야 한다.

이 책은 그동안 공부해왔던 인체의 해부학, 조직학, 생리학, 병리학 등의 각종 지식들을 리뷰할 수 있도록 간결하면서도 꼼꼼하게 서술하고 있다.

인체의 어떤 부위에서 어떠한 원인과 기전에 의해 질환이 발생하는지 이해하기 쉽도록, 또한 다양한 질환의 진단·증상·검사·치료 등에 대한 각각의 핵심내용을 명확하게 파악할 수 있도록 그림과 사진을 적절하게 활용하여 요점을 간결하게 서술하였다.

그렇기 때문에 이 책으로 공부하면 질환에 따른 병태생리와 증상, 치료 및 간호 모든 부분이 저절로 퍼즐이 맞춰지듯이 이해될 것이며, 따라서 자연스레 암기할 내용도 확연히 줄어들 것이다. 그리고 당연히 임상실습과 국시에도 반드시 필요한 지침서가 될 것이다.

2018년 편저자 일동

간호감수자 머리글

병원간호사회는 미래의 간호사인 학생들의 학습에 도움을 주기 위하여 정담 출판사에서 요청한 <성인간호학>의 간호관리와 포인트 리뷰 부분을 감수하기로 결정하였다. 감수과정에서 간호 파트 내용의 오류를 정정하였고 또한 간호 과정에서 누락된 핵심내용을 보충하여 감수하였다.

간호 과정(Nursing Process)의 목적은 환자의 질병을 올바르게 이해하고 질병의 치유 및 회복 과정에 따라 환자의 신체적·정신적·사회적 문제를 해결하는 과정에 초점을 맞추는 것이다.

학생들이 교재를 통해 학습된 간호 과정을 임상 현장에서 실제로 어떻게 적용하면 좋을지 판단하는 것은 매우 어려운 일이다. 이 교재에서는 학생들이 체계적으로 간호과정을 적용하기 위하여 간호 과정의 흐름을 한눈에 파악할 수 있도록 간호문제, 간호진단, 간호목표, 간호수행 항목을 일목요연하게 정리하여 실었다.

또한 포인트 리뷰의 '셀프 복습문제'를 통해 스스로 리뷰할 수 있도록 하였고, 이 리뷰가 끝난 뒤 '핵심 정리 문제'를 풀면서 향후 국시를 위한 확실한 길라잡이가 될 수 있도록 하였다. 뿐만 아니라 임상실습에서도 학생들은 환자 개개인의 간호문제에 따른 간호과정을 쉽게 적용할 수 있게 되어 학습효과를 더욱 실감할 수 있을 것이다.

이 교재가 성인간호학의 주요 참고도서로 폭넓게 사용할 수 있을 것으로 생각하며 감수 글을 마감한다.

2018년 감수자 일동

편저·감수 명단 (가나다순)

의학편저

김세규
연세대학교 의과대학 호흡기내과

김준명
연세대학교 의과대학 감염내과

문영명
연세대학교 의과대학 소화기내과

이꽃실
관동대학교 의과대학 감염내과

이수곤
연세대학교 의과대학 결합조직내과

정남식
연세대학교 의과대학 심장내과

고윤웅
연세대학교 의과대학 혈액내과

차봉수
연세대학교 의과대학 내분비내과

최규헌
연세대학교 의과대학 신장내과

최일생
연세대학교 의과대학 신경내과

홍천수
연세대학교 의과대학 면역·알레르기내과

간호감수

김연희
서울아산병원 간호부원장

박희라
경희대병원 간호팀장

오경환
세브란스병원 간호수석부장

이명해
경희대병원 간호본부장

이순행
서울아산병원 간호팀장

이창숙
단국대병원 UM

장창섭
서울대병원 수간호사

조문숙
분당서울대병원

최경옥
서울성모병원 간호부장

일러두기

공부를 시작하기 전에 우선 이 책이 어떤 방식으로 구성되어 있는지 알아보도록 하자.

질환별 간호관리

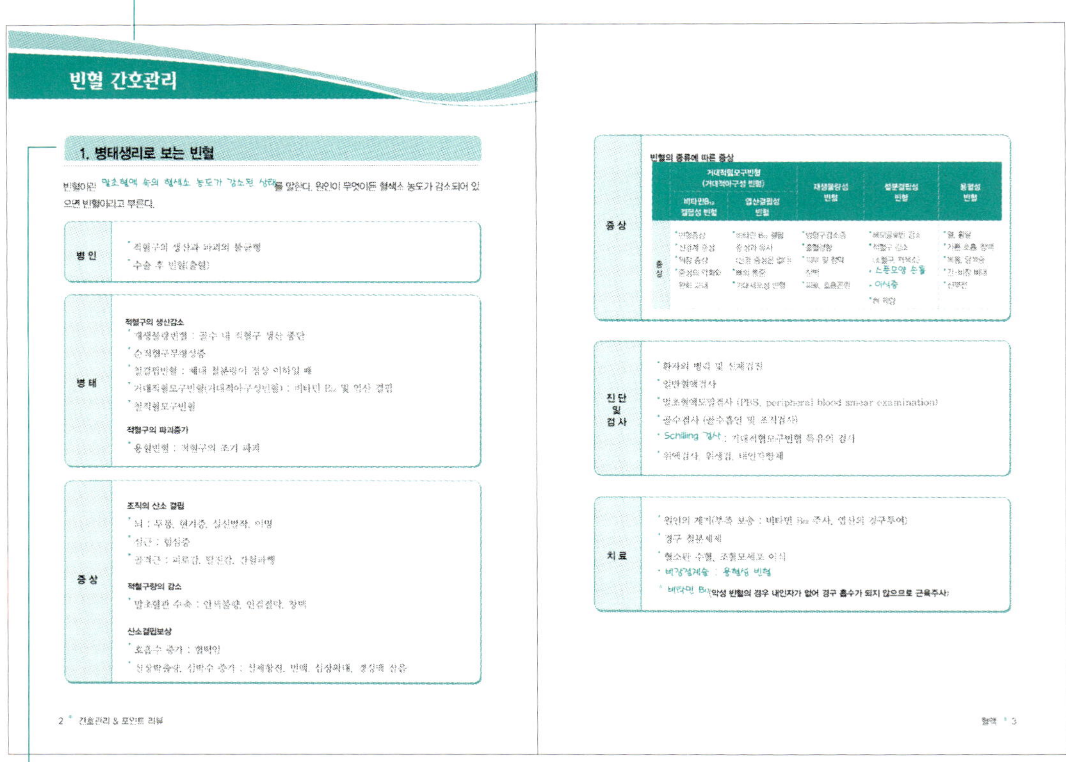

빈혈 간호관리

1. 병태생리로 보는 빈혈

빈혈이란 말초혈액 속의 혈색소 농도가 감소된 상태를 말한다. 원인이 무엇이든 혈색소 농도가 감소되어 있으면 빈혈이라고 부른다.

병인
- 적혈구의 생산과 파괴의 불균형
- 수술 후 빈혈(출혈)

병태

적혈구의 생산감소
- 재생불량빈혈 : 골수 내 적혈구 생산 중단
- 순적혈구무형성증
- 철결핍빈혈 : 체내 철분량이 정상 이하일 때
- 거대적혈모구빈혈(거대적아구성빈혈) : 비타민 B_{12} 및 엽산 결핍
- 철적혈모구빈혈

적혈구의 파괴증가
- 용혈빈혈 : 적혈구의 조기 파괴

증상

조직의 산소 결핍
- 뇌 : 두통, 현기증, 실신발작, 이명
- 심근 : 협심증
- 골격근 : 피로감, 탈진감, 간헐파행

적혈구량의 감소
- 말초혈관 수축 : 안색불량, 안검결막, 창백

산소결핍보상
- 호흡수 증가 : 헐떡임
- 심장박출량, 심박수 증가 : 심계항진, 빈맥, 심장확대, 경정맥 잡음

2 간호관리 & 포인트 리뷰

증상

빈혈의 종류에 따른 증상

	거대적혈모구빈혈(거대적아구성 빈혈)		재생불량성 빈혈	철분결핍성 빈혈	용혈성 빈혈
	비타민B12 결핍성 빈혈	엽산결핍성 빈혈			
증상	빈혈증상 신경계 증상 위장 증상 증상의 악화와 완화 교대	비타민 B12 결핍 증상과 유사 (신경 증상은 없음) 뼈의 통증 거대세포성 빈혈	적혈구감소증 출혈성향 피부 및 점막 창백 피로, 호흡곤란	헤모글로빈 감소 적혈구 감소 (소혈구, 저색소) 스푼모양 손톱 이식증 혀 [illegible]	열, 황달 기좌 호흡 창백 복통, 담석증 간·비장 비대 신부전

진단 및 검사
- 환자의 병력 및 신체검진
- 일반혈액검사
- 말초혈액도말검사 (PBS, peripheral blood smear examination)
- 골수검사 (골수흡인 및 조직검사)
- Schilling 검사 : 거대적혈모구빈혈 특유의 검사
- 위액검사, 위생검, 내인자항체

치료
- 원인의 제거(부족 보충 : 비타민 B_{12} 주사, 엽산의 경구투여)
- 경구 철분제제
- 혈소판 수혈, 조혈모세포 이식
- 비장절제술 : 용혈성 빈혈
- 비타민 B_{12}(악성 빈혈의 경우 내인자가 없어 경구 흡수가 되지 않으므로 근육주사)

혈액 3

① 병태생리로 보는 질환
앞서 공부했던 질환의 핵심내용을 정리하여 한눈에 살펴볼 수 있도록 간결하게 서술하였다.

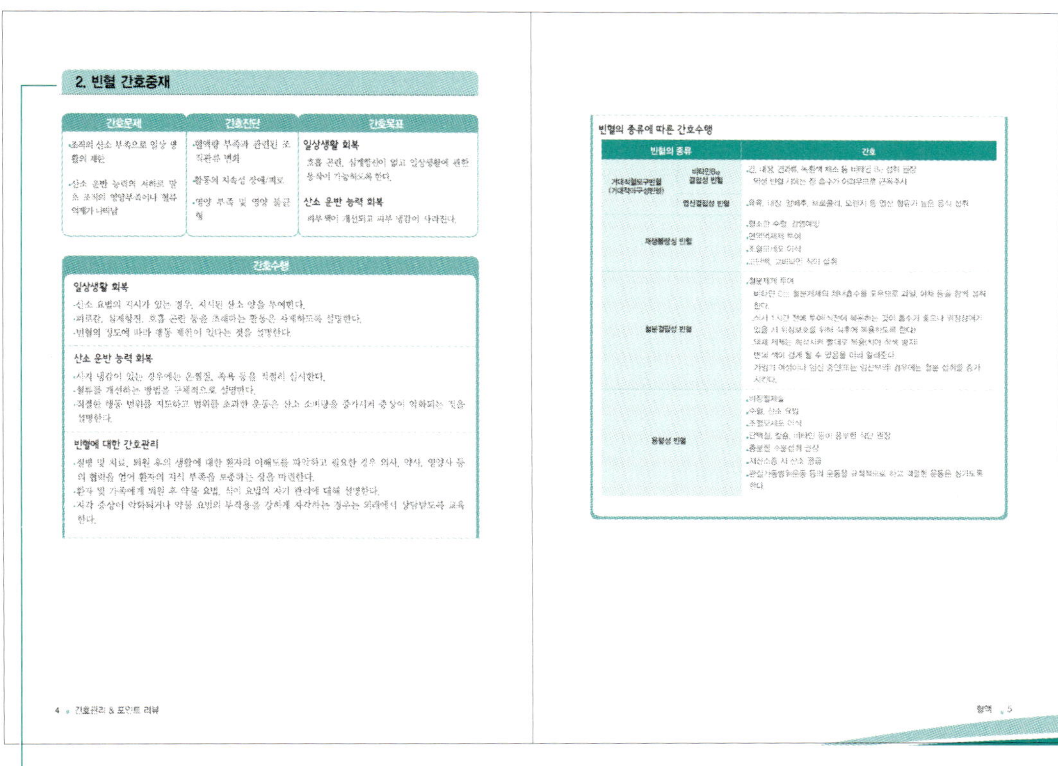

2. 빈혈 간호중재

간호문제	간호진단	간호목표
•조직의 산소 부족으로 일상 생활의 제한 •산소 운반 능력의 저하로 말초 조직의 영양부족이나 혈류 억제가 나타남	•혈액량 부족과 관련된 조직관류 변화 •활동의 지속성 장애/피로 •영양 부족 및 영양 불균형	**일상생활 회복** 호흡 곤란, 심계항진이 없고 일상생활에 관한 동작이 가능하도록 한다. **산소 운반 능력 회복** 피부색이 개선되고 피부 냉감이 사라진다.

간호수행

일상생활 회복

- 산소 요법의 지시가 있는 경우, 지시된 산소 양을 투여한다.
- 피로감, 심계항진, 호흡 곤란 등을 초래하는 활동은 자제하도록 설명한다.
- 빈혈의 정도에 따라 행동 제한이 있다는 것을 설명한다.

산소 운반 능력 회복

- 사지 냉감이 있는 경우에는 온찜질, 족욕 등을 적절히 실시한다.
- 혈류를 개선하는 방법을 구체적으로 설명한다.
- 적절한 행동 범위를 지도하고 범위를 초과한 운동은 산소 소비량을 증가시켜 증상이 악화되는 것을 설명한다.

빈혈에 대한 간호관리

- 질병 및 치료, 퇴원 후의 생활에 대한 환자의 이해도를 파악하고 필요한 경우 의사, 약사, 영양사 등의 협력을 얻어 환자의 지식 부족을 보충하는 장을 마련한다.
- 환자 및 가족에게 퇴원 후 약물 요법, 식이 요법의 자기 관리에 대해 설명한다.
- 자각 증상이 악화되거나 약물 요법의 부작용을 강하게 자각하는 경우는 외래에서 상담받도록 교육한다.

4 • 간호관리 & 포인트 리뷰

빈혈의 종류에 따른 간호수행

빈혈의 종류		간호
거대적혈모구빈혈 (거대적아구성빈혈)	비타민B_{12} 결핍성 빈혈	•간, 내장, 견과류, 녹황색 채소 등 비타민 B_{12} 섭취 권장 악성 빈혈 시에는 장 흡수가 어려우므로 근육주사
	엽산결핍성 빈혈	•육류, 내장, 양배추, 브로콜리, 오렌지 등 엽산 함유가 높은 음식 섭취
재생불량성 빈혈		•혈소판 수혈, 감염예방 •면역억제제 투여 •조혈모세포 이식 •고단백, 고비타민 식이 섭취
철분결핍성 빈혈		•철분제제 투여 비타민 C는 철분제제의 체내흡수를 도우므로 과일, 야채 등을 함께 섭취한다. 식사 1시간 전에 투여(식전에 복용하는 것이 흡수가 좋으나 위장장애가 있을 시 위점막보호를 위해 식후에 복용하도록 한다) 액체 제제는 희석시켜 빨대로 복용(치아 착색 방지) 변의 색이 검게 될 수 있음을 미리 알려준다. 가임기 여성이나 임신 중인 [illegible] 경우에는 철분 섭취를 증가시킨다.
용혈성 빈혈		•비장절제술 •수혈, 산소 요법 •조혈모세포 이식 •단백질, 칼슘, 비타민 등이 풍부한 식단 권장 •충분한 수분섭취 권장 •저산소증 시 산소 공급 •[illegible] 운동을 규칙적으로 하고 격렬한 운동은 삼가도록 한다

혈액 • 5

② 질환별 간호중재

질환에 따른 간호문제, 간호사정, 간호진단, 간호목표, 간호수행 등을 한눈에 볼 수 있도록 표로 정리하여 임상실습에 적용이 되도록 하였다.

질환별 포인트 리뷰

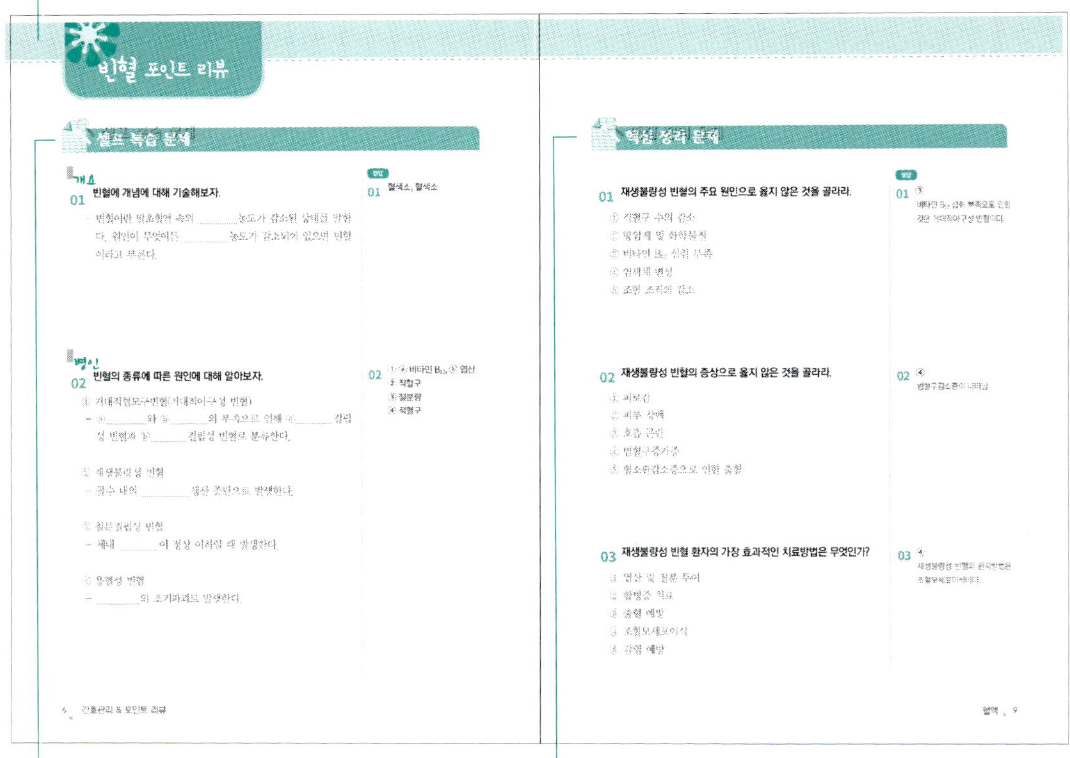
빈혈 포인트 리뷰

셀프 복습 문제

개요

01 빈혈에 개념에 대해 기술해보자.

- 빈혈이란 말초혈액 속의 ________ 농도가 감소된 상태를 말한다. 원인이 무엇이든 ________ 농도가 감소되어 있으면 빈혈이라고 부른다.

정답 01 혈색소, 혈색소

병인

02 빈혈의 종류에 따른 원인에 대해 알아보자.

① 거대적혈모구빈혈(거대적아구성 빈혈)
- ⓐ________와 ⓑ________의 부족으로 인해 ⓐ________ 결핍성 빈혈과 ⓑ________ 결핍성 빈혈로 분류한다.

② 재생불량성 빈혈
- 골수 내의 ________ 생산 중단으로 발생한다.

③ 철분 결핍성 빈혈
- 체내 ________이 정상 이하일 때 발생한다.

④ 용혈성 빈혈
- ________의 조기파괴로 발생한다.

02 ① ⓐ 비타민 B_{12}, ⓑ 엽산 ② 적혈구 ③ 철분량 ④ 적혈구

6 간호관리 & 포인트 리뷰

핵심 정리 문제

01 재생불량성 빈혈의 주요 원인으로 옳지 않은 것을 골라라.

① 적혈구 수의 감소
② 항암제 및 화학물질
③ 비타민 B_{12} 섭취 부족
④ 염색체 변성
⑤ 조혈 조직의 감소

정답 01 ③ 비타민 B_{12} 섭취 부족으로 인한 것은 거대적아구성 빈혈이다.

02 재생불량성 빈혈의 증상으로 옳지 않은 것을 골라라.

① 피로감
② 피부 창백
③ 호흡 곤란
④ 백혈구증가증
⑤ 혈소판감소증으로 인한 출혈

02 ④ 백혈구감소증이 나타남

03 재생불량성 빈혈 환자의 가장 효과적인 치료방법은 무엇인가?

① 엽산 및 철분 투여
② 합병증 치료
③ 출혈 예방
④ 조혈모세포이식
⑤ 감염 예방

03 ④ 재생불량성 빈혈의 완치방법은 조혈모세포이식이다.

혈액 9

① 셀프 복습 문제

간단한 문답식 문제를 통해 간호관리에서 정리했던 내용을 다시 되새겨 복습하고 확실하게 기억할 수 있도록 하였다.

② 핵심 정리 문제

실제 시험 문제에 출제되었던 문제들의 요점만을 모아 질환별로 재구성했다. 핵심정리된 문제를 풀면서 지금까지 공부해왔던 내용을 다시 한 번 점검해볼 수 있으며 국시에도 대비할 수 있다.

차례 포인트 리뷰

포인트 리뷰

신장

급성 신부전(급성 콩팥기능상실) 간호관리

1. 병태생리로 보는 급성 신부전(급성 콩팥기능상실)

수 시간에서 수 주일 단위의 급격한 신장기능저하(GFR저하)로 인해, 체액의 항상성 유지기전이 붕괴되어 고질소혈증, 수분 전해질 이상, 산염기평형 이상 등을 초래하는 병태이다. 신장의 여과기능이 급격히 상실되나 회복이 가능하다.

	신전성	신성(선행감염)	신후성(요로폐쇄)
병 인	• 체액량의 감소 • 심박출량의 저하 • 혈관저항의 변화 • 신장 자가조절작용 조절장애	• 사구체질환(급성사구체신염) • 요세관 간질 질환 • 신장혈관성 질환	• 요관의 폐쇄 • 방광경부·요도의 폐쇄
병 태	• 신장실질은 정상 • 순환혈액량의 감소, 심박출량의 저하 • 신장혈류량이 감소되어 발병함 • 신장의 재흡수·분비 등의 능력은 유지 • 시간이 경과하면 신성(콩팥성)으로 이행한다.	• 신장실질의 장애로 발생(신장기능 자체의 장애) • 장애부위에 따라 사구체장애형, 혈관장애형, 요세관간질 장애형으로 분류한다. • 기능장애가 동반되어 급성으로 GFR이 저하된 상태이다.	• 요로의 통과장애에 의해 소변이 정체하여 발생 • 조기에 요로를 확보하여 신장기능은 회복된다. • 폐쇄가 지속되면 신성 급성 부전으로 이행한다.
증 상	• 핍뇨, 혈압저하, 빈맥 • 피부건조, 체중감소 • 전신피로감, 식욕부진 • 메스꺼움, 구토 • 중추신경증상	• 핍뇨, 고혈압, 부종 • 울혈성 심부전, 폐부종 • 전신피로감, 식욕부진 • 메스꺼움, 구토 • 중추신경증상	• 핍뇨, 무뇨 • 옆구리 통증(신장의 내압상승)

	신전성	신성(선행감염)	신후성(요로폐쇄)
진단 및 검사	• 혈액검사(Cr↑, BUN↑, K↑) • 신장 초음파검사		• 소변검사 • CT 검사
치료	• 신장혈류량, 혈압의 정상화 • 영양관리, 수분이나 전해질 관리(신부전의 관리) • 수혈·수액요법 (순환혈장량의 회복/신장순환의 회복)	• 원인질환에 대한 치료 (부신피질스테로이드제, 면역억제제, 혈장교환) • 허혈악화, 재생억제 인자의 배제·치료(ANP, 도파민, 칼슘길항제PG 등) • 소변감소기의 체액관리 (수분·염분 섭취제한과 이뇨제 투여) • 혈액여과요법	• 신속하게 요로를 확보하여 폐쇄를 해제하고, 원인 질환을 치료한다. • 요로폐쇄가 해제되면 현저한 이뇨를 초래하기 때문에 수분·전해질 관리에 주의가 필요하다. • 요로폐쇄 : 요관 스텐트 카테터를 삽입한다.

2. 급성 신부전(급성 콩팥기능상실)의 간호중재

간호문제	간호진단	간호목표
• 소변의 결핍, 무뇨, 소변 비중의 변화 • 배설량을 초과하는 섭취량, 체중 증가 • 혈압 상승, 부종, 복수 • 중심 정맥압 항진 • 호흡 곤란, 선 자세의 호흡	• 체액부족 또는 체액과다	**정상 체액량 회복** • 수분 배설이 시정되고 체액 과다에 의한 고통이 최소화된다. • 필요에 따라 혈액여과요법에 의하여 효과적으로 수분 제거를 실시한다.
• 뇨의 결핍, 무뇨, 탈수 • 저혈압 및 전해질 불균형 • 신체·정신상태의 이상 • 졸림, 구토	• 신장 기능 장애로 인한 조직 순환 감소	**조직 순환 기능 회복** • 전신에 적절한 혈액 순환이 보존된다.
• 식욕 부진, 미각 이상, 구토 • 체중 감소 (식사 제한) • 구강 점막 병변 • 통증	• 면역력 및 식욕 저하 • 영양 불균형	**면역력 및 영양 회복** • 감염의 징후나 증상이 보이지 않는다. • 영양 필요량을 달성·유지하고 체중이 안정되어 있다.

간호수행

1. 정상 체액량 회복
   - 이뇨제(Furosemide, Mannitol)를 투여한다.
   - 혈중 칼륨 수치, 수분섭취량 및 배설량을 확인한다.
   - 소변과 혈액의 전해질 농도에 따라 전해질을 보충한다.
   - 환자에게 수분 관리가 필요한 현재의 상태를 설명하고 이해를 촉진한다.
   - 수액, 경정맥 투여의 약물 관리를 정확히 하며,
     환자에게 체액 과잉으로 인한 신체 증상에 대하여 설명한다.
   - 핍뇨성 신부전인 경우에는 수액 공급과 이뇨제 투여를 중단한다.
   - 고칼륨혈증이 있을 경우에는 양이온교환수지를 투여한다.
   - 수분과 칼륨 섭취를 제한한다.

2. 조직 순환 기능 회복

- 처방에 따른 산소를 투여하고, 90% 이상의 산소 포화도를 유지하도록 한다.
- 처방에 따른 약물을 투여하고, 각 약물의 효과를 관찰하고 기록한다.
- 필요 시 처방에 의한 투석요법을 준비하여 처치하고, 혈액 여과법이 어떻게 시행되는지를 설명한다.

3. 면역력 및 영양 회복

- 적절한 영양을 유지하도록 하고 처방에 의한 비타민, 미네랄을 투여한다.
- 감염증 특히 상부 기도가 감염된 사람과의 접촉을 피하도록 교육하고, 피부 통합성을 유지하도록 환자를 교육한다.
- 단백질 및 칼륨 섭취를 제한한다.
- 고열량, 저단백, 저칼륨, 저나트륨 식이를 제공한다.

급성 신부전(급성 콩팥기능상실) 포인트 리뷰

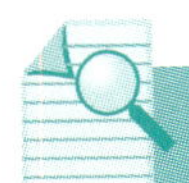

셀프 복습 문제

개요

01 급성 신부전에 대해 간략히 기술해보자.

- 수 시간에서 수 주일 단위의 급격한 ______________로 인해, 체액의 항상성 유지기전이 붕괴되어 __________, __________, __________ 등을 초래하는 병태이다.

정답

01 신장기능저하(GFR저하), 고질소혈증, 수분 전해질 이상, 산염기평형 이상

원인

02 급성 신부전의 원인에 대해 알아보자.

① __________ 감소(신전성) : 저혈압, 신전성 저혈량(출혈, 탈수), 허혈(신장동맥협착, 색전, 혈전), 심장기능 저하(CHF, 심낭압전)

② ________병변(신성) : 급성 세뇨관 괴사, 급성 사구체신염, 급성 간질성신염

③ ________ 폐쇄(신후성) : 요도암, 방광암, 신장결석, 전립선비대증, 전립선암, 자궁경부암

02 ① 신장혈류
② 신장
③ 요로계

간호

03 급성 신부전의 간호에 대해 기술해보자.

① 이뇨제 투여 : __________, __________

② 혈중 ______ 수치, ______섭취량 및 배설량을 확인한다.

③ ______과 ______의 전해질 농도에 따라 전해질을 보충한다.

④ 체액 및 전해질 균형 유지 : ______, ______ 제한

⑤ ______ 및 ______ 예방

⑥ ______, ______, ______, ______ 식이 제공

⑦ 환자에게 고칼륨혈증이 있을 때 ______를 구강 투여한다.

03 ① Furosemide, Mannitol
② 칼륨, 수분
③ 소변, 혈액
④ 수분, 칼륨
⑤ 손상, 감염
⑥ 고열량, 저단백, 저칼륨, 저나트륨
⑦ 양이온교환수지

핵심 정리 문제

01 급성신부전에 대한 설명으로 옳지 않은 것은?

① 체액과잉으로 인한 저나트륨혈증이 나타난다.
② 수분 섭취를 제한해야 한다.
③ 신장 여과기능이 급격히 상실되어 회복이 불가능하다.
④ 고칼륨혈증을 일으킬 수 있다.
⑤ 신전성, 신성, 신후성으로 분류된다.

02 급성신부전을 일으키는 원인으로 옳지 않은 것은?

① 과다한 출혈
② 쇼크
③ 탈수
④ 혈전 및 색전
⑤ 당뇨병

03 급성신부전의 증상으로 옳지 않은 것은?

① 소변배설량 증가로 인한 다뇨
② 수분 정체로 인한 안면부종
③ 대사 산증
④ 체중증가
⑤ 단백뇨

정답

01 ③
신장 여과기능이 급격히 상실되지만 회복이 가능한 상태이다.
* 급성신부전에서는 체액과잉으로 저나트륨혈증이 나타나며 수분섭취를 제한해야 한다. 또한 급성신부전 환자의 신장은 칼륨 배출을 하지 못하므로 혈청 칼륨농도가 5.5mEq/L 이상인 고칼륨혈증이 나타난다.

02 ⑤
* 급성신부전의 원인 : 급속한 혈액량 감소, 과다출혈, 쇼크, 과도한 상처 배액이나 설사 등으로 인한 탈수, 심박출량 감소, 혈전, 색전, 경색 등

03 ①
소변배설량 저하로 인한 핍뇨가 나타난다.

04 급성신부전 환자에 대한 간호로 옳지 않은 것은?

① Furosemide, mannitol 등의 이뇨제를 투여한다.
② 혈중 칼륨 수치를 확인한다.
③ 수분 섭취를 증가시킨다.
④ 고칼로리, 저단백, 저염, 저칼륨 식이를 제공한다.
⑤ 과식하면 비케톤성 고혈당성 혼수를 유발할 수 있으므로 주의한다.

정답

04 ③

급성신부전에서는 수분 과잉이 나타나므로 수분공급은 신중하게 해야 한다.

만성 신부전(만성 콩팥기능상실) 간호관리

1. 병태생리로 보는 만성 신부전(만성 콩팥기능상실)

만성 신부전은 수개월 이상 계속된 만성적 신장질환으로 인해 네프론이 60% 이상 비가역적으로 감소하여 신장 기능 저하가 지속적으로 나타나는 것을 말한다. 단계에 따라 다섯 가지 병기로 분류하는데 초기에는 보존치료를 하지만 마지막 단계로까지 악화되면 혈액투석이나 복막투석, 신장이식과 같은 신장 대체요법을 실시한다.

병 인	• 기능 네프론의 감소 • 요독성 물질의 축적 • 원인질환 : 당뇨병성 신장병, 일차성 사구체질환, 신장경화증 등 • 만성 신부전은 **신장 자체의 기능장애**에 의해 발생
병 태	• **보상작용 :** 어떤 부분의 네프론(신장단위) 전체가 완전하게 장애를 받고 있고, 그 기능이 저하된 부분을 다른 정상 네프론이 보상 • **국소적 비대 :** 국소적인 단일 네프론 GFR의 증가 • **위축 :** 비대해진 사구체와 요세관이 위축 또는 반흔화된 신장실질영역에 점재 • **전해질 균형 :** 전해질의 배설제한으로 경구 섭취되는 전해질이 지나치게 많으면 그 혈중농도가 상승 • GFR의 저하(수개월~수년간) • 진행성 고질소혈증 • 요독증(말기에 현저히 나타남)
증 상	• 일반적으로 자각증상이 적다. • **신장기능장애 :** 고혈압, 부종, 빈혈, 심부전 징후(심장잡음, 폐부종, 흉수), 고칼륨혈증, 고나트륨혈증 • **순환기 증상 :** 요독성 심막염, 심장압전

증 상	• **소화기 증상 :** 식욕저하, 구토, 구역(중추신경장애), 소화관 출혈, 고가스트린혈증, 고마그네슘혈증 • **조혈기 증상 :** 조혈기능 저하, 빈혈, 출혈 경향 • **뼈 증상 :** 신성 골이영양증 * **합병증** – 고혈압, 심부전, 위장관 출혈 – 최근 만성 신부전 말기 환자의 가장 큰 사망원인은 심혈관계 합병증으로 인한 쇼크이다.
진 단 및 검 사	• 소변소견(단백뇨 혹은 단백뇨+혈뇨) *** 핍뇨는 아님** • 영상진단 : 초음파, CT, MRI • 혈액검사 : BUN↑, Cr↑, K↑, Ca↓, P↑, 빈혈 • 신장생검 • 사구체여과율(GFR) < 60mL/분/1.73m^2 를 확인
치 료	• 고위험군 및 병기를 1~5의 다섯 단계로 분류해서 각각의 병기에 따른 치료를 한다. • 생활습관 관리 : 비만 교정(BMI<25), 금연, 적당한 운동 • 식사요법 : 소금섭취제한, 저단백식, 저칼륨식, 고칼로리식 • 투석요법 : 혈액투석, 복막투석 • 신장이식

2. 만성 신부전(만성 콩팥기능상실)의 간호중재

간호문제	간호진단	간호목표
• 활동 시의 불쾌감, 호흡 곤란 • 피로감의 호소 • 쇠약의 호소	• 신장 기능 저하에 따른 일상 활동의 저하	**일상 생활 회복** • 전신 상태가 정돈되어 일상 활동을 할 수 있다.
• 적은 체중 • 미각 변화의 호소 • 음식에 대한 거부감 • 근력 저하	• 저영양 상태에 따른 면역력 저하	**영양 상태 회복** • 영양 상태가 개선되고 감염을 일으키지 않는다. • 식사 섭취량이 증가하여 데이터가 개선된다.
• 단기간에 체중 증가 • 수분 섭취량이 배출량보다 많다. • 고혈압 • 호흡 곤란 • Hb값, Ht값의 저하, 전해질 이상, 소변 비중의 변화	• 체액 저류의 증가에 의한 부종	**정상 체액 유지** • 적절한 체액 양이 유지된다.
• 복부 팽만 • 배변량의 감소 • 건조하고 단단한 유형의 배변 • 복통 • 배변에 따른 통증	• 배변 조절 곤란	**규칙적인 배변** • 규칙적인 배변이 있고, 복부 불쾌감이 사라진다.

간호수행

1. 일상 생활 회복

- 처방에 의한 약물 투여를 실시하고,
  ADL에 따라 필요한 지원을 한다.
- 신체 증상의 변화를 자각했을 때 즉시 의료진에게 알리도록 교육하고,
  의사의 처방에 따라 생활 프로그램의 범위 내에서 활동하도록 설명한다.

2. 영양 상태 회복

- 환자가 먹기 쉬운 식품을 선택할 수 있도록 정보를 제공하고,
  부족한 미네랄, 비타민 등의 영양 보급이 가능하도록 영양사와 상담하여 지원한다.
- 신체 상태를 유지하기 위해서는 영양이 필요하다는 것과
  과도한 음식섭취 제한은 불필요하다는 것을 설명한다.
- 저단백식 제공: 질소 노폐물 감소 위해 단백질 섭취 제한(투석 시에는 상태에 따라 섭취할 수 있다)
- 고탄수화물, 고칼로리 식이 제공: 단백질로 충분한 열량을 얻지 못하면 단백질이 분해되어 요소질소와 크레아티닌 생성이 증가하기 때문
- 저칼륨 식이: 심부정맥 예방
- 비타민 D, 철분, 칼슘 보충제 투여
- 구강 관리를 실시한다.
- 요로 감염 예방 : 유치도뇨관 삽입을 피하고, 삽입해야 할 경우는 철저히 무균처리한다.

3. 정상 체액 유지

- 탈수 예방 및 체액과 전해질 균형유지 : 체중측정, 나트륨섭취 관찰
- 고혈압 조절 : 혈압강하제, 이뇨제
- 처방에 의한 이뇨제 등의 약물요법을 적절히 실시하고,
  이상 징후를 조기에 발견하여 의사에게 알린다.
  수분, 식사 섭취량 등을 파악하며 과잉섭취 환자는 양을 줄이도록 교육한다.
- 적절한 식사 관리를 할 수 있도록 영양사와 상담하고, 나트륨 섭취는 제한한다(1일 1~2g).
- 인, 칼륨, 수분 섭취를 제한한다.

4. 규칙적인 배변

- 매일 정시 배변을 유도하여 배변습관화를 도모하고
  적절한 수분섭취 계획에 의한 수분 섭취를 하도록 한다.
- 2일 이상 배변이 없으면 의사와 상담 후, 완하제의 조절 및 투약을 실시하고
  좌약이나 관장약을 검토한다.
  약물의 부작용으로 변비가 되기 쉽다는 것을 설명하고 예방 방법을 교육한다.
  필요에 따라 복부 마사지나 따뜻한 찜질을 한다.

TIP

라식스의 부작용

이뇨제로 흔히 사용되는 라식스(Lasix)는 전해질 평형실조(나트륨, 염소, 수분, 칼륨, 칼슘, 마그네슘 등의 배설 증가), 빈혈, 식욕부진, 혈압저하 등의 부작용을 초래할 수 있다.

TIP

신부전의 주요 증상과 합병증

<table>
<tr><td rowspan="9">기능
네프론의
감소</td><td rowspan="3">사구체장애</td><td rowspan="2">사구체여과율(GFR)↓</td><td>요독소 배설↓</td><td>• 요독증</td></tr>
<tr><td>세포외액↑</td><td>• 고혈압
• 부종
• 울혈성 심부전
• 폐부종</td></tr>
<tr><td>사구체모세혈관벽 투과성↑</td><td>단백뇨</td><td>• 저알부민혈증</td></tr>
<tr><td>요세관장애</td><td colspan="2">• 전해질 배설장애
• 산염기평형 이상</td><td>• 고칼륨혈증
• 고인산혈증
• 대사산증</td></tr>
<tr><td rowspan="5">속질장애</td><td colspan="2">요 농축력 · 희석력↓</td><td>• 등장뇨
• 야간 다뇨</td></tr>
<tr><td colspan="2">에리트로포에틴(EPO) 생산↓</td><td>• 신성 빈혈</td></tr>
<tr><td colspan="2">• 활성형 비타민 D_3 생산↓
• 부갑상선 호르몬(PTH)↑</td><td>• CKD – MBD
• 이차성 부갑상선 기능항진증</td></tr>
<tr><td colspan="2">인슐린 저항성</td><td>• 내당능 이상</td></tr>
<tr><td colspan="2">지혈 · 응고이상</td><td>• 출혈경향</td></tr>
</table>

만성 신부전(만성 콩팥기능상실) 포인트 리뷰

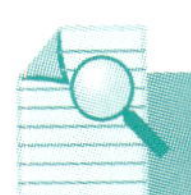

셀프 복습 문제

개요

01 만성 신부전에 대해 간략히 기술해보자.

- 만성 신부전은 수개월 이상 계속된 만성적 신장질환으로 인해 ____________이 60% 이상 비가역적으로 감소하여 __________________가 지속적으로 나타나는 것을 말한다.

증상

02 만성 신부전의 증상으로 옳은 것을 모두 골라보자.

① 저나트륨혈증
② Kussmaul 호흡
③ 호흡 시 요독성 악취
④ 혈압 저하
⑤ 혼돈, 불안, 우울
⑥ 빈혈
⑦ 경련과 발작
⑧ 골연화증

정답

01 네프론, 신장 기능 저하

02 ②, ③, ⑤, ⑥, ⑦, ⑧
* ① 고나트륨혈증이 발생
* ④ 사구체 여과율 감소로 수분이 정체되어 혈압 상승
* ⑥ 적혈구 조혈 호르몬 분비 감소로 빈혈 발생
* ⑦ 저칼슘혈증으로 인한 경련과 발작
* ⑧ 비타민 D 부족으로 골연화증 발생

간호

03 만성 신부전 환자의 간호중재

① 요로 감염 예방 : ______________ 삽입을 피하고, 삽입해야 할 경우는 철저히 __________한다.

② 탈수 예방 및 체액과 전해질 균형유지 : __________측정, ______________ 관찰

③ __________ 섭취 1일 1~2g으로 제한

④ _____, ______________, _________ 섭취 제한

⑤ _________ 제공 : 질소 노폐물 감소 위해 단백질 섭취 제한

⑥ ______________ 식이, ___________ 식이 제공 : 단백질로 충분한 열량을 얻지 못하면 단백질이 분해되어 _________와 __________ 생성이 증가하기 때문

⑦ __________ 조절 : 혈압강하제, 이뇨제

⑧ __________식이 : 심부정맥 예방

⑨ __________, _______, _____________ 투여

정답

03 ① 유치도뇨관, 무균처리
② 체중, 나트륨섭취
③ 나트륨
④ 인, 칼륨(포타슘), 수분
⑤ 저단백식
⑥ 고탄수화물, 고칼로리, 요소질소, 크레아티닌
⑦ 고혈압
⑧ 저칼륨
⑨ 비타민 D, 철분, 칼슘 보충제

04 말기 신부전 환자의 보존치료에 대해 기술해보자.

① ________과 __________ 조절

② 환자의 _______제공

③ 동반질환 치료

* 만성 신부전 말기에는 요독증이 현저히 나타난다.

* 말기 만성 신부전 환자의 최근 가장 큰 사망원인은 ____________이다

04 ① 수분, 전해질
② 안위
③ 심혈관계 합병증

핵심 정리 문제

01 만성신부전의 증상으로 옳지 않은 것은?

① 호흡 시 암모니아 냄새가 난다.
② 칼슘 흡수의 감소로 신성 골이영양증, 골다공증 등이 나타난다.
③ 가려움증, 사지의 따끔거림 등이 나타난다.
④ 혈소판 수치가 감소한다.
⑤ 저칼륨혈증, 저인산혈증이 나타난다.

정답

01 ⑤
고칼륨혈증, 고인산혈증, 칼슘 대사이상 등의 전해질불균형이 나타난다.

02 만성신부전 환자의 영양관리로 옳지 않은 것은?

① 저칼륨식이 제공
② 고단백식이 제공
③ 저염식이 제공
④ 탄수화물 위주의 고열량식이 제공
⑤ 비타민 D 제공

02 ②
단백질 섭취는 제한하고 필수 아미노산은 섭취하도록 한다.

03 만성신부전 환자의 간호중재 내용으로 옳지 않은 것은?

① 소양증 증상을 완화시키기 위해 뜨거운 물로 목욕하고 로션을 발라 피부를 촉촉하게 한다.
② 고혈압 조절을 위해 혈압강하제 및 이뇨제를 투여한다.
③ 2일 이상 배변이 없으면 처방에 따라 완하제를 투약한다.
④ 감염 방지를 위해 유치도뇨관 삽입은 되도록 제한한다.
⑤ 심부정맥 예방을 위해 저칼륨식이를 제공한다.

03 ①
소양증 시에는 미온수로 목욕하되 비누는 사용하지 않도록 한다. 로션 등을 사용하여 피부를 촉촉하게 유지하도록 한다.

급성 사구체신염(급성 토리콩팥염) 간호관리

1. 병태생리로 보는 급성 사구체신염(급성 토리콩팥염)

A군 β 용혈연쇄상구균에 의한 선행감염으로부터 1~3주일의 잠복기를 거친 뒤에 혈뇨, 단백뇨, 부종, 고혈압이 나타나는 질환이다. 젊은 사람들에게 많이 발생하고, 호발연령은 3~10세이며 신장기능의 예후는 양호하다.

병 인	• 감염증(연쇄상구균감염후 사구체신염, 세균성, 바이러스성, 기생충성) • 다계통성 질환 • 원발성 사구체질환(혈관간세포증식사구체신염, 막증식사구체신염) • Group A β-용혈성 연쇄상구균 : 호흡기 및 피부로 감염된다. 재발방지를 위해 감염 시 즉시 치료하여 완치하는 것이 중요한다.

병 태	**급성 사구체신염** • 아동 및 청소년에서 호발한다. • 편도염, 인후염, 피부감염 후 발생한다. **만성 사구체신염** • 급성 사구체신염 후 발생한다. • 신부전으로 발전하고 사구체가 서서히 파괴되어 신장 기능이 점차 소실된다.

증 상	• 혈뇨, 혼탁뇨, 단백뇨, 핍뇨 • 고혈압, 복부통증 • 부종, 망막부종

진 단 및 검 사	**진단** • 광학현미경 소견(사구체의 비대, 모세혈관의 폐쇄) • 전자현미경적 소견(Hump의 존재) • 형광항체법에 의한 소견(IgG 및 C3의 모세혈관고리에 대한 과립상 침착) **검사** • 신장기능검사 • 혈청학적검사 • 신장생검
치 료	• 부종, 혈압 안정 시까지 침상 안정 • 식사요법(저단백, 고칼로리, 저염식, 수분제한) • 약물요법(항생제, 혈압강하제, 이뇨제, 혈액투석요법) • 감염예방

2. 급성 사구체신염(급성 토리콩팥염)의 간호중재

간호문제	간호진단	간호목표
• 부종 • 체중 증가 • 호흡 곤란 • 소변량 감소	• 체액과다	• 부종이 완화된다. • 부종의 원인을 말할 수 있다. • 부종 부위의 둘레 및 소변량 등이 개선됨. • 식사·수분 제한의 중요성을 인식하고 실행할 수 있다.
• 활동 중의 호흡 곤란 • 활동 3분 후 움직임에 의한 피로감 • 활동 3분 후 신체 증상의 변화	• 심장 기능저하에 의한 일상생활 장애	• 증상 완화에 따라 일상생활을 할 수 있다. • 의사의 지시 범위 내에서 활동을 실시할 수 있다. • 활동에 수반하여 신체 증상의 커다란 변화가 보이지 않는다.
• 1일 권장 섭취량 이하의 부적절한 식사 섭취의 호소 • 혈액 검사 데이터(알부민 등)의 저하	• 영양 부족	• 1일 권장 섭취량을 섭취할 수 있다. • 식욕 부진이나 구역질 감소가 보인다. 조금씩 식사 섭취량이 증가한다. • 영양 지표가 되는 혈액 검사 데이터가 악화되지 않는다.

간호수행

1. 체액량 정상 조절

- 체액 균형 및 혈중 농도를 유지하고, 매일 수분 섭취량 및 배설량, 체중을 측정한다.
- 영양 관리를 실시한다.
  - 1일의 염분 섭취는 5g 정도로 하고 저단백식으로 위장에 친화적인 식사를 한다.
  - 저염식이나 저단백식 등의 필요성을 설명한다.
- 이뇨제 등의 약물에 관해서는 처방에 의해 복용하도록 한다.

2. 일상생활의 회복

- 부종 및 혈압 안정 시까지 침상안정이 필요하다.
- 병태 및 증상에 맞도록 활동량을 증가하고, 증상에 따라 환자가 행할 자기관리의 부족한 점을 도와준다.
- 식사를 천천히 하도록 하고, 연하장애를 일으키기 쉬운 음식은 피하도록 한다.

3. 충분한 영양 섭취

- 고탄수화물식이(근육소모 예방), 저단백식이(양질의 단백질 포함), 저칼륨식이, 저나트륨식이 제공
- 자각 증상(구역질·구토 등)이 있을 때에는 반드시 입 안을 냉수 등으로 양치 후 식사를 하도록 한다. 환자가 좋아하는 음식을 조금씩 섭취할 수 있도록 하고 천천히 먹도록 한다.
- 먹기 쉬운 환경(냄새, 온도 등)을 조성한다.

급성 사구체신염(급성 토리콩팥염) 포인트 리뷰

셀프 복습 문제

개요

01 급성 사구체신염에 대해 간략히 기술해보자.

– A군 β용혈사슬알균에 의한 선행감염으로부터 ________의 잠복기를 거친 뒤에 ______, ________, 부종, 고혈압이 나타나는 질환이다.

병태

02 급성 사구체신염과 만성 사구체신염의 병태를 비교해보자.

① 급성 사구체신염	a) _______ 및 _________에서 호발한다. b) _______ , _________ , _________ 후 발생한다.
② 만성 사구체신염	a) ________________ 후 발생한다. b) ___________으로 발전하고 사구체가 서서히 파괴되어 신장기능이 점차 소실된다.

증상

03 사구체신염의 증상으로 옳은 것을 모두 골라보자.

① 혼탁뇨 ② 혈뇨 ③ 단백뇨 ④ 빈뇨
⑤ 저혈압 ⑥ 부종, 망막부종 ⑦ 복부통증

간호

04 사구체신염의 간호중재에 대해 기술해보자.

① ________이나 __________ 등을 조기에 치료하여 완치하도록 한다.
② 부종 및 혈압 안정 시까지 _________ 필요
③ ___________ 및 _________ 유지
④ ___________(근육소모 예방), ______(양질의 단백질 포함), __________, __________제공
⑤ 매일 _____ 섭취량·배설량 및 _______ 측정
⑥ ________ 예방

정답

01 1~3주일, 혈뇨, 단백뇨

02 ① a) 아동, 청소년
b) 편도염, 인후염, 피부감염
② a) 급성 사구체신염
b) 신부전

03 ①, ②, ③, ⑥, ⑦
* ④ 핍뇨가 나타난다.
⑤ 고혈압이 나타난다.

04 ① 인후통, 피부감염
② 침상 안정
③ 체액균형, 혈중 농도
④ 고탄수화물식이, 저단백식이, 저칼륨식이, 저나트륨식이
⑤ 수분, 체중
⑥ 감염

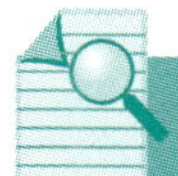

핵심 정리 문제

01 **급성 사구체신염 환자에 대한 간호에서 가장 중요한 것은?**

① 수분 섭취
② 통증 관리
③ 감염 예방
④ 운동 요법
⑤ 격리 요법

02 **급성 사구체신염의 증상으로 옳지 않은 것은?**

① 다뇨
② 단백뇨
③ 탁한 소변
④ 식욕부진
⑤ 울혈성 심부전

03 **사구체신염은 흔히 A군 연쇄상구균이 면역반응을 일으켜 사구체 내에서 염증성 반응을 일으키는 질환으로, 연쇄상구균 감염 관리가 사구체신염 예방에 최우선이 된다. 다음 중 의학적 관리의 내용으로 옳지 않은 것은?**

① 대증요법으로 이뇨제를 투여한다.
② 면역억제제를 투여한다.
③ 항생제를 투여한다.
④ 혈압강하제를 투여한다.
⑤ 혈액투석 및 복막투석은 금지된다.

정답

01 ③
급성 사구체신염의 원인은 세균 감염으로, 재발 방지를 위해 감염 즉시 치료하여 완치하는 것이 중요하다.

02 ①
핍뇨, 무뇨가 나타난다.

03 ⑤
급성사구체신염에 의해 급성신부전증이 초래되면 신장의 손상 예방을 위해 급성기 동안 일시적인 혈액투석 및 복막투석을 시행한다.

04 급성 사구체신염 환자의 간호로 옳지 않은 것은?

① 절대적으로 침상안정을 유지하도록 한다.
② 고단백식이를 권장한다.
③ 저염식 위주의 식사를 제공한다.
④ 소변량이 감소하면 수분섭취량을 감소시킨다.
⑤ 상기도 감염환자와 접촉하지 않도록 주의한다.

05 급성 사구체신염 환자를 간호할 때 가장 우선시되는 것은?

① 침상안정
② 고단백식이 제공
③ 감염예방
④ 체액 균형 유지
⑤ 항생제 투여

정답

04 ②
위장친화적인 저단백, 저염식이를 제공한다.
* ④ 소변량 감소는 신장기능 손상을 의미한다. 부종이 심하거나 소변량이 감소하면 수분섭취를 감소시킨다.

05 ③
급성 사구체신염은 편도염, 인후염, 피부감염 등 호흡기 및 피부감염으로 발생하므로 감염 즉시 치료하여 감염을 예방하는 것이 중요하다.

신증후군 간호관리

1. 병태생리로 보는 신증후군

신증후군이란 신사구체막의 심한 손상으로 다량의 혈장단백이 소변을 통해 빠져나가는 상태를 말한다. "1일 3.5g 이상의 요단백"이 나타나는 고도의 지속성 단백뇨와 속발하는 저알부민혈증이 특징으로 나타나는 병태의 진단명이다. 또한 요중으로 단백이 누출되면 당연히 혈중단백량이 감소하는데, 이저단백혈증의 한계선은 6.0g/dL 이하로 한다(알부민의 경우 3.0g/dL 이하).

병 인	**원발성 신증후군의 원인질환** • 최소변화신장병증(MCD) • 막성신장병증(MN/MGN) • 국소분절사구체경화증(FSGS) • 막증식사구체신염(MPGN) **속발성 신증후군의 원인질환** • 루푸스신장염(LN) • 당뇨병성 신장병 • 아밀로이드증 **그 밖의 중요 원인질환** • 당뇨병 • 울혈성 심부전 • 다발성 골수종 • 류마티스 관절염 • 알레르기성 자색반병 • 약물 알레르기 반응 • 간경변 • 매독

병 태	•혈뇨 : 혈뇨(-)이면 MCD, MN 혈뇨(+)이면 FSGS, MPGN •최소변화신증후군(MCNS) : 상피세포 발돌기의 소실이 보이는 질환(급격한 부종, 체중 증가, 고도의 단백뇨) •막성 신병증(MN) : 사구체모세혈관벽의 비대와 돌기형성이 보이는 질환
증 상	• 단백뇨 및 지방방울(고지혈증) • 저단백혈증(저알부민혈증) : 혈청 총단백(TP)은 6.0g/dL 이하, 혈청알부민치는 33.0g/dL 이하로 저하된다. • 고지혈증 : 혈청 총콜레스테롤 수치가 250mg/dL를 넘으면 고지혈증이 되며, 혈청의 중성지방 및 인지질도 상승한다. • 전신부종 : 흉수의 정체 • 과응고상태 •체중증가
진 단 및 검 사	•혈뇨, 혈액검사 •형광항체법 •신장생검
치 료	**약물요법** •부신피질스테로이드 요법 •이뇨제 투여 •항응고제, 항혈소판제 투여 •면역억제제(스테로이드 저항성인 경우) **식사요법** • 염분, 수분제한 •고단백식이 제한 *** 과도한 제한을 하지 않도록 주의**

2. 신증후군의 간호중재

간호문제	간호진단	간호목표
• 흉수, 복수, 부종에 의한 호흡 곤란, 복부 팽만감	• 부종 • 흉수 • 복수	**호흡 곤란 및 복부 팽만감 해소** • 부종이 사라진다. • 지시된 안정도, 식사·수분량 및 약물 치료를 수행한다. • 호흡 곤란이 사라진다. • 복부 팽만감이 사라진다.
• 피로, 복통, 염분·수분 제한으로 인한 식욕 저하, 영양 부족	• 식사 섭취량의 감소 • 혈청 알부민 수치의 저하	**영양 상태 회복** • 매번 식사를 충분히 섭취할 수 있다. • 반찬은 절반만 먹는다.
• 감염에 취약	• 감염 위험성	**감염 예방** • 감염의 증후가 보이지 않는다. • 구강, 피부, 생식기를 청결하게 유지한다.

간호수행

1. 호흡 곤란 및 복부 팽만감 해소

- 온찜질·보온·족욕 등을 통해 피부를 따뜻하게 하고,
  신체를 압박하는 옷을 피한다.
- 상반신을 일으켜 파울러 체위를 한다.
  복수에 의한 호흡곤란 시 무릎을 구부린 자세를 취하면 완화될 수 있다.
- 부종 감소를 위해 수분 섭취를 제한한다.
- 지시된 식사량, 수분량, 약물 치료를 확실하게 실행하고 이에 대한 필요성을 설명한다.
  때로는 침상에서 몸의 방향을 바꾸면서 눕도록 한다.

2. 영양 상태 회복

- 식사량이 현저히 부족한 경우는 의사와 상담하여 음식물 제한을 일시적으로 해제한다.
  식사 제한의 방향성과 영양의 필요성을 설명한다.
- 저염, 고열량, 고비타민 식이를 권장한다.
- 고단백식, 수분 및 염분 섭취를 제한한다(신장 기능이 정상이 되면 고단백식 섭취 가능).

3. 감염 예방

- 백혈구 수 저하 시 보호 격리한다.
- 안정을 유지하기 위해, 사용되지 않는 부위의 피부 및 점막의 청결 관리를 수행하고, (특히 구강 및 생식기) 감염 예방의 필요성을 설명하고 손 씻기·양치질을 독려한다.
- 감염 예방을 위해 수분섭취와 배설을 권장한다.
- 면역억제제, 스테로이드, 이뇨제, 알부민 등을 투여한다.
- 욕창 예방을 위해 잦은 체위 변경을 한다.
- 적절한 휴식과 수면을 취하도록 한다.
- 관절 경축 및 강직 예방을 위해 관절범위운동을 시행한다.

신증후군 포인트 리뷰

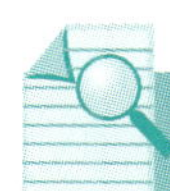

셀프 복습 문제

개요

01 신증후군에 대해 간략히 기술해보자.

– 신증후군이란 ________의 심한 손상으로 다량의 ______이 소변을 통해 빠져나가는 상태를 말한다.

증상

02 신증후군의 증상으로 옳은 것을 모두 골라보자.

① 단백뇨
② 고지혈증
③ 고단백혈증
④ 전신부종
⑤ 체중감소
⑥ 과응고상태
⑦ 저알부민혈증

간호

03 신증후군의 간호에 대해 기술해보자.

① _______, _________, __________ 식이 공급
② _______ 및 ________ 섭취 제한
③ 잦은 ______변경(욕창 예방), ___________ 운동
④ _________, _________, ________, _______ 투여

정답

01 신사구체막, 혈장단백

02 ①, ②, ④, ⑥, ⑦
* ③ 저단백혈증이 나타난다.
⑤ 체중증가가 나타난다.

03 ① 저염, 고열량, 고비타민
② 수분, 염분
③ 체위, 관절범위
④ 면역억제제, 스테로이드, 이뇨제, 알부민

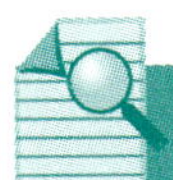

핵심 정리 문제

정답

01 신증후군의 증상으로 옳지 않은 것은?

① 심한 단백뇨
② 저알부민혈증
③ 교질삼투압 저하로 인한 전신부종
④ 고지혈증
⑤ 체중감소

01 ⑤
체중은 증가한다.

02 다음 중 신증후군의 간호 내용으로 옳지 않은 것은?

① 고열량 식이를 제공한다.
② 수분 섭취를 권장한다.
③ 부종으로 인한 피부 손상을 예방한다.
④ 체위 변경은 최소한으로 한다.
⑤ 신체를 압박하는 옷은 피한다.

02 ②, ④
② 수분섭취 를 제한한다.
④ 욕창을 예방하기 위해 체위는 때때로 바꿔주도록 한다.

03 신증후군 환자에게 권장해야 할 식단은?

① 고칼륨식이
② 저염식이
③ 수분 섭취 권장
④ 저열량식이
⑤ 고지방식이

03 ②
* 신증후군 환자에게는 고열량, 고비타민, 저염식이를 권장하고, 부종 감소를 위해 수분 섭취를 제한한다.

04 **신증후군 환자에 대한 간호로 옳지 않은 것은?**

① 단백질 섭취 제한
② 체온 유지
③ 고열량 식이 권장
④ 섭취량과 배설량 관찰
⑤ 잦은 체위 변경

정답

04 ①
신증후군 환자는 다량의 혈장 단백이 소변으로 빠져나가게 되므로 단백질 섭취를 완전히 제한하는 것이 아니라 소량의 단백질을 적절하게 섭취하도록 해야 한다.

요로결석 간호관리

1. 병태생리로 보는 요로결석

소변 성분의 일부가 침전하고 결정화해서 요로 내(신장, 요관, 방광, 요도)에서 비정상적으로 침착하고 커져 돌 모양으로 형성된 구조물을 요로결석이라 한다. 대부분의 요로결석은 신장의 소변성분에 의해 만들어진다.

병 인	• 이물질의 결정형성 억제인자가 저하되어 결석이 형성됨. (억제인자 : 피로인산염, 인산염, 구연산, Mg 등) • 요중에 포화되어 있는 결정염을 더욱 과포화 상태에 이르게 하는 환경에 놓임. (과포화로 이끄는 환경인자 : 식이습관, 신장기능, 대사상태, 해부학적 이상 등) • 갑상선호르몬 과잉, 비타민 D, 오랜 부동자세, 가족력 등

병 태	• 20~50대에서 호발 • 신배/콩팥잔 결석(증상이 가볍다) • 신우/콩팥깔때기 결석 • 요관결석(상부) : 배부~측배부통 • 요관결석(하부) : 방광이 가까워지면 빈뇨 등의 방광염 증상을 나타낸다.

증 상	• 통증 - 결석의 크기가 작을수록 잘 움직여 통증이 심하다. - 일반적으로 예리하고 심한 통증이 갑자기 발생한다. - 허리 심부에서 시작하여 허리 옆쪽이나 주위로 방사된다. • 오심, 구토(복부통)

진단 및 검사	• 소변검사 • 요세관검사 • 혈청생화학검사 • 초음파 검사 • CT 검사 * X-선 검사에서는 칼슘결석은 찍히지만 요산결석, 시스틴결석은 찍히지 않기 때문에 효과가 떨어진다.

치료	• 자연적 배출(물을 많이 마시고 운동을 함) • 외과적 요법 _ 요도경유요관쇄석술 _ 피부경유신장쇄석술(신장결석에 적용) • 체외충격파쇄석술 (ESWL) : 초음파를 사용하여 그 파를 한 점에 집중시켜 파쇄력을 발생시킴으로써 결석을 파괴하는 비침습적 치료. 피부절개나 마취가 필요하지 않으며 통원치료가 가능. • 호르몬 요법 : 에스트로겐 요법 • 약물 요법 : hydrochlorothiazide, allopurinol, 비타민 B_6, 중탄산나트륨, 구연산 투여

TIP

체외충격파 쇄석술(extracorporeal shock wave lithotripsy, ESWL)

- 비침습적인 시술로, 초음파, 레이저, 건성충격파 에너지 등으로 결석을 부순다.
- 시술 후 산통 호소 시 항경련제 를 투여한다.
- 결석 배출 확인하기 위해 배뇨 시마다 소변을 거즈로 걸러낸다.
- 합병증은 드물지만 출혈(혈뇨), 핍뇨, 배뇨통, 장폐쇄, 발열, 패혈증, 옆구리 반상출혈 등이 나타날 수 있다.

2. 요로결석의 간호중재

간호문제	간호진단	간호목표
•통증 호소 •흥분, 불안 •구역질, 구토	•결석의 자극이나 염증에 의한 통증	**통증 완화** •진통제 및 경련 진정제 투여 등의 통증 완화 방법을 실시 후 환자의 통증이 완화된다. •통증 완화 방법을 실시할 수 있다.
•타액의 분비 항진, 빈맥 •위 내용물의 정체 •구역질 호소	•구역질 등의 소화기 증상	**소화기 증상 완화** •구역질이 완화된다. •예방 수단을 사용할 수 있다.
•수면 유지 곤란 •잠들기에 30분 이상 소요	•통증에 의한 수면 장애	**충분한 수면** •수면 시간이 증가한다. •수면을 방해하는 요인에 대처할 수 있다.

간호수행

1. 통증 완화

- 요결석에 의한 통증 완화가 급선무이다.
- 마약성 진통제 정맥 주입, NSAIDs, 항경련제, 항생제 투여
- 진통제와 진정제를 적절히 투여하고 통증이 더 심해지기 전에 예방적으로 사용한다.
- VAS(시각적 평가 척도) 등을 이용하여 통증의 정도를 객관적으로 파악하는 등 통증에 대한 반응을 듣는다.
- 간호사는 환자의 안락한 체위를 연구한다.
- 통증의 원인과 증상 그리고 진통제에 대한 정확한 정보를 제공하여 환자의 불안감 등을 완화시킨다.

2. 소화기 증상 완화

- 차갑거나 담백한 음식을 먹는 것과 구토 후 양치질을 하도록 조언한다.
- 퓨린 및 비타민 D가 풍부한 음식은 제한한다.
- 심호흡이나 의식적으로 삼키는 운동을 실행하게 한다.
- 적당량의 수분 섭취를 권하고(1일 3L) 하루 소변량이 2L 이상이 되도록 유지한다.
- 재발하지 않도록 예방하는 것이 중요하다.
  - 영양균형을 맞춘 적절한 식이 제공
  - 적당량의 수분 섭취(하루 2~3ℓ)
  - 칼슘석의 경우 비타민D 함유 식품 및 유제품 섭취 제한

3. 충분한 수면

- 환자가 안정적으로 잠들 수 있는 환경을 조성하며, 규칙적인 생활습관을 갖도록 독려한다.
- 복약 시간과 양의 조절을 의사와 상담한다.

요로결석 포인트 리뷰

셀프 복습 문제

개요

01 요로결석에 대해 간략히 기술해보자.

① ________ 성분의 일부가 침전하고 결정화해서 요로 내(신장, 요관, 방광, 요도)에서 비정상적으로 침착하고 커져 돌 모양으로 형성된 구조물을 요로결석이라 한다.

② 대부분의 요로결석은 ________의 소변성분에 의해 만들어진다.

원인

02 요로결석의 원인을 나열해보자.

– ____________________________________

증상

03 요로결석의 통증 양상에 대해 알아보자.

– 일반적으로 예리하고 심한 통증이 갑자기 발생한다. ________에서 시작하여 허리 ________이나 ________로 방사된다.

정답

01 ① 소변
② 신장

02 갑상선호르몬 과잉, 비타민 D 과잉, 오랜 부동자세, 가족력

03 허리 심부, 옆쪽, 주위

치료 및 간호

04 요로결석의 치료와 간호에 대해 기술해보자.

① 초음파를 발생시켜 결석을 파괴하는 ____________을 시행한다.

② _________에 의한 통증 완화가 급선무이다.

③ __________ 정맥 주입, NSAIDs, ________, ________ 투여

④ ______ 및 _________가 풍부한 음식은 제한한다.

⑤ 하루 2~3L의 _______을 섭취하도록 한다.

정답

04 ① 체외충격파 쇄석술
② 요결석
③ 마약성 진통제, 항경련제, 항생제
④ 퓨린, 비타민D
⑤ 수분

핵심 정리 문제

01 신장결석의 증상으로 옳지 않은 것은?

① 다뇨
② 오심, 구토
③ 옆구리 둔통
④ 척추늑골각 압통
⑤ 갑자기 발생하는 신산통(renal colic)

02 요로결석의 통증 양상 및 통증완화법으로 옳지 않은 것은?

① 요로결석으로 인한 통증은 진통제로 완화되기 어렵다.
② 요로결석으로 인한 통증에는 오심, 구토 등의 증상이 동반된다.
③ 요로결석으로 인한 통증에는 진통제보다 운동이 효과가 좋다.
④ 통증 시 따뜻한 물로 목욕을 하거나 온찜질을 한다.
⑤ 심한 통증에는 마약성 진통제를 충분히 투여한다.

03 다음 중 요로결석 환자의 식이요법으로 옳지 않은 것은?

① 하루 2리터 이상의 수분섭취를 권장한다.
② 염분 섭취를 제한한다.
③ 고수산염 결석 환자는 수산화나트륨이 많이 함유된 시금치, 홍차, 파 등의 식품을 제한한다.
④ 수산칼슘 결석 환자는 비타민 C의 과량 복용을 제한한다.
⑤ 비타민 D의 섭취를 권장한다.

정답

01 ①
혈뇨, 핍뇨, 무뇨 등이 나타난다.

02 ③
신산통은 통증이 매우 심해 움직이기 어렵다. Demerol, morphine 등의 마약성 진통제를 투여하고 온찜질 및 이완요법 등을 권장한다.

03 ⑤
요로결석 환자는 비타민 D 섭취를 제한해야 한다.

04 **체외충격파쇄석술에 관한 설명 중 옳지 않은 것은?**

① 시술 시 입원할 필요는 없다.
② 수술 자국 없이 결석을 제거한다.
③ 초음파, 레이저 등으로 결석을 파쇄한다.
④ 비외과적 방법이므로 합병증은 발생하지 않는다.
⑤ 시술 이후 결석 파편들이 통과할 때 신산통을 겪는다.

정답

04 ④
합병증은 드물지만 전혀 없는 것은 아니며, 시술 후 출혈이 가장 흔하게 나타난다.

05 **요로결석 환자의 간호에서 가장 우선시되어야 할 문제는?**

① 결석이 형성되지 않도록 예방 교육을 실시한다.
② 환자의 통증을 경감시킬 수 있도록 조절해준다.
③ 결석형성을 억제하는 약물의 자가투여법을 교육한다.
④ 결석을 배출할 수 있도록 충분한 수분섭취를 권한다.
⑤ 환자의 수분 섭취량과 배설량을 관찰하고 기록한다.

05 ②
요로결석 환자의 간호중재에서는 결석으로 인한 통증의 경감을 가장 우선시한다. 통증 완화를 위해서는 마약성(아편계) 진통제를 정맥으로 주입한다.

06 **체외충격파쇄석술을 받은 환자가 옆구리 통증, 혈뇨, 배뇨곤란 등을 호소할 때의 간호중재로 옳은 것은?**

① 통증이 있는 부위를 마사지해준다.
② 통증 경감을 위해 진통제를 투여한다.
③ 수분 섭취를 증가하도록 한다.
④ 비타민 D 섭취를 증가하도록 한다.
⑤ 땀을 흘리는 운동을 하도록 한다.

06 ③
체외충격파쇄석술을 받고 나면 분쇄된 결석이 약 2주에 걸쳐 소변으로 빠져나오는데, 이때 환자는 배뇨통, 혈뇨 등을 호소하기도 하므로 수분 섭취를 증가시켜 결석의 배출을 돕도록 한다.

요로감염증 간호관리

1. 병태생리로 보는 요로감염증

요로감염증은 기저질환을 가지고 있지 않은 환자에게서 발생하는 단순요로감염증(여성에게 많이 발병)과 기저질환을 가지고 있는 환자에게서 발생하는 복합요로감염증으로 분류된다. 요로는 자정작용이 있으나 어떤 원인으로 요류(urinary flow)나 배뇨가 장애를 받으면 요로가 세정되지 않으며 세균이 정착하고 증식하기 쉬워진다.

병 인	• 점막이 물리적으로 장애를 받거나 면역능력이 저하되면 점막의 기능이 약해져 세균이 정착하고 증식이 쉬워진다. • 탈수상태 : 요류가 저하되기 때문에 요로감염의 위험요인이 된다. • 요로감염증의 원인균인 대장균(*E. coli*) : 급성 신우신염의 80%를 차지함. • 성적활동기의 여성

병 태	• 바이오필름 감염증 : 세균이 자신을 덮듯이 바이오필름이라는 세균덩어리를 형성하여 난치성 감염증이 된다. • 신우신염 : 대장균이 방광염 등의 하부요로 감염소로부터 상행성 감염에 의한 경로를 밟는다.

증 상	• 급성 신우신염: 발열(고열), 오한, 전율, 허리 및 등 통증, 메스꺼움, 구토, 두통, 전신쇠약감, 백혈구 증가, 세균뇨, 농뇨 등 • 만성 신우신염: 심한 세균뇨, 조기의 요농축력, 고혈압, BUN↑, CCr↓ 등. 자각증상은 없거나 가벼운 경우가 많음.

진단 및 검사	• 소변검사(농뇨, 세균뇨가 확인되면 급성 신우신염으로 진단) • CT, IVU, 초음파, X-선 검사 • 방광요도촬영

치료	• 요로감염 시 : 수분을 섭취해서 이뇨를 촉진하여 요로를 세정함(1일 3,000L 이상 섭취). • 비타민 C 섭취 증가 : 원인균 성장 저해 및 결석 예방 • 항균제의 경구 투여(중증 신우신염인 경우에는 정맥주사함) : 세펨계, 페니실린계, 카바페넴계, 뉴퀴놀론계 등

TIP

요로감염 환자에게 다량의 수분섭취를 권장하는 이유

- 소변의 희석으로 점막 자극을 감소시켜 통증을 완화할 수 있다.
- 잦은 소변 배출로 세균의 증식을 예방할 수 있다.
- 방광의 압력을 낮추어 소변의 역류를 방지할 수 있다.
- 방광의 과도신장으로 인한 조직의 국소빈혈을 방지할 수 있다.

2. 요로감염증의 간호중재

간호문제	간호진단	간호목표
• 방광염에 의한 배뇨통 및 배뇨장애(빈뇨, 요실금)	• 배뇨 시 통증 호소 • 소변 임박에 이어 일어나는 요실금	**배뇨 통증 및 장애 완화** • 통증을 완화하는 방법을 말할 수 있다. • 통증의 원인이나 처치 및 심화 요인을 말할 수 있다. • 소변 급박에 이은 요실금이 사라지도록 한다. • 소변 횟수가 감소된다.
• 요로 감염증에 의한 발열	• 고체온 • 열이 있음	**정상 체온 회복** • 정상 체온을 유지한다. • 수반 증상이 사라진다.
• 도뇨관 삽입으로 인한 감염	• 감염 위험성	**도뇨관 감염 위험 제거** • 소변 혼탁이 보이지 않는다. • 요관의 청결 작업을 할 수 있다.

간호수행

1. 배뇨 통증 및 장애 완화

- 항생제 및 진통제의 약물을 관리하고,
  배뇨통증의 원인과 동기 및 그 후 예측되는 경과를 설명한다.
- 요실금이 있을 때에는 관리 도구를 검토한다.
- 수분 섭취의 필요성을 설명한다.

2. 정상 체온 회복

- 고열 시 냉찜 질을 실행하고, 해열제를 투여한다.
- 체온 의 변화에 따라 실내 온도나 침구류 등 환경을 조정한다.
- 물과 전해질을 보급하며, 음식섭취를 돕는다.

3. 도뇨관 감염 위험 제거

- 채뇨 시 무균 상태로 작업을 수행한다.
- 도뇨관 삽입 중에는 비누와 물로 음부를 매일 세척하며, 무균적 폐쇄를 유지할 필요성을 설명한다.
- 불필요한 도뇨관 삽입은 피한다.
- 수분 섭취(소변량이 2,000~3,000mL/일 이상)를 촉진한다.
- 요의가 느껴지면 바로 배뇨하고, 요의가 없더라도 규칙적으로 방광을 비운다.

요로감염증 포인트 리뷰

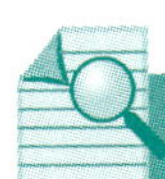

셀프 복습 문제

개요

01 요로감염증에 대해 간략히 기술해보자.

① 요로감염증은 기저질환을 가지고 있지 않은 환자에게서 발생하는 ___________(여성에게 많이 발병)과 기저질환을 가지고 있는 환자에게서 발생하는 ___________으로 분류된다.

② 요로는 자정작용이 있으나 어떤 원인으로 ____________나 _________가 장애를 받으면 요로가 세정되지 않으며 세균이 정착하고 증식하기 쉬워진다.

정답

01 ① 단순요로감염증, 복합요로감염증
② 요류(urinary flow), 배뇨

증상

02 요로감염의 증상으로 옳은 것을 모두 골라보자.

① 발열
② 오한
③ 전율
④ 허리와 등의 통증
⑤ 메스꺼움, 구토

02 ①, ②, ③, ④, ⑤

간호

03 요로감염의 간호에 대해 기술해보자.

① 고열 시에는 ________을 실시한다.

② ________의 변화에 따라 실내 온도나 침구류 등 환경을 조정한다.

③ ______과 ________을 보급하고, 음식 섭취를 돕는다.

④ 매일 ________ ℓ의 수분을 섭취하도록 하고 수분 섭취의 필요성을 설명한다.

⑤ 채뇨 시에는 ______ 상태로 작업을 수행한다.

⑥ 도뇨관 삽입 중에는 비누와 물로 ______를 매일 세척한다.

정답

03 ① 냉찜질
② 체온
③ 물, 전해질
④ 2~3
⑤ 무균
⑥ 음부

04 요로감염 환자에게 다량의 수분섭취를 권장하는 이유에 대해 알아보자.

① ________의 희석으로 점막 자극을 감소시켜 통증을 완화할 수 있다.

② 잦은 소변 배출로 ________의 증식을 예방할 수 있다.

③ ________의 압력을 낮추어 소변의 역류를 방지할 수 있다.

④ 방광의 과도신장으로 인한 조직의 ____________을 방지할 수 있다.

04 ① 소변
② 세균
③ 방광
④ 국소빈혈

핵심 정리 문제

01 요로감염을 예방하기 위해 교육해야 할 내용이 아닌 것은?

① 요의가 느껴지면 곧바로 배뇨하도록 한다.
② 요의가 없더라도 규칙적으로 방광을 비우도록 한다.
③ 매일 2~3L의 수분을 섭취하도록 한다.
④ 여성은 성관계 전후로 배뇨하도록 한다.
⑤ 소변을 너무 자주 본다면 케겔 운동을 하여 배뇨 시간을 조절하도록 한다.

02 요로감염에 대한 간호로 옳지 않은 것은?

① 면으로 된 속옷을 착용하도록 한다.
② 온수로 좌욕을 하도록 하고 회음부의 청결을 유지한다.
③ 카페인 및 알코올 섭취를 제한한다.
④ 하루 3리터 이상의 수분을 섭취하도록 한다.
⑤ 소변은 최대한 참도록 한다.

03 요로감염 대상자에 대한 간호로 옳지 않은 것은?

① 온수 좌욕을 권장한다.
② 소변의 산성화를 막기 위해 비타민 C 섭취를 제한한다.
③ 성관계 전후에 소변을 보도록 한다.
④ 통목욕보다는 샤워를 하도록 한다.
⑤ 조이는 속옷은 회음 부위를 습하게 하므로 피한다.

정답

01 ⑤
요로감염 예방을 위해서는 요의가 느껴지는 즉시 배뇨하도록 한다. 케겔운동으로 배뇨시간을 조절하는 것은 긴박성 요실금 환자에 대한 간호교육이다.

02 ⑤
요의가 느껴지면 바로 배뇨하고, 요의가 없더라도 규칙적으로 방광을 비워 세균의 상행을 제한한다.

03 ②
소변을 산성화하여 원인균의 성장을 저해하기 위해 비타민 C 섭취를 권장한다.

04 만성 신우신염의 증상으로 옳은 것은?

① 발열
② 두통
③ 고혈압
④ 전신 피로감
⑤ 오심 및 구토

05 급성 신우신염 환자에 대한 간호중재로 옳지 않은 것은?

① 수분섭취를 제한한다.
② 고열 시 냉찜질을 실행한다.
③ 항생제를 투여한다.
④ 섭취량과 배설량을 관찰한다.
⑤ 안정을 취하도록 한다.

정답

04 ③

만성 신우신염에서는 자각증상은 적으며 고혈압, 심한 세균뇨, 조기의 요농축력 등이 나타난다. 발열, 두통, 전신피로감, 오심, 구토, 옆구리 통증 등은 급성 신우신염의 증상이다.

05 ①

요로감염이 발생했을 때는 이뇨를 촉진하여 요로를 세정하는 것이 중요하므로 하루 2~3L의 충분한 수분섭취를 하도록 권장한다.

신세포암(신장암) 간호관리

1. 병태생리로 보는 신세포암(신장암)

신세포암(신장암, 콩팥세포암종)이란 신장의 근위요세관에서 유래하는 상피성 악성종양으로, 조직학적으로는 투명세포암이 가장 많다. 증상이잘 나타나지 않아서 건강진단이나 다른 영상검사에서 발견되는 경우가 많다. 화학요법이나 방사선 요법에는 저항성을 나타내 외과적 치료 이외의 완전치유 방법이 확립되어 있지 않다.

병 인	• 비만, 고혈압, 흡연, 유전인자(VHL) • 환경인자(중금속, 유기용매 등) • 폐암이나 유방암으로부터의 전이
병 태	• 근위요세관에서 유래한다. • 여성보다 남성에게서 1.5~3배 호발한다. • 병리학적으로는 섬유피막이 있고, 절단면은 출혈이나 괴사가 있으며 드물게는 석회화가나타나는 경우도 있다. • 원격전이는 ① 폐, ② 림프절(후복막), ③ 뼈의 순서로 나타난다. • 신장암의 병기(Stage)는 TNM 분류를 기본으로 해서 Ⅰ~Ⅳ기로 분류한다.
증 상	• 발병 초기에는 무증상인 경우가 많다. • **3대 증상 :** 혈뇨, 측복부통, 복부종양 촉지 • **전신증상 :** 체중감소, 발열, 전신권태감, 빈혈, 오심·구토, 뼈 통증 • 그 밖의 증상 : 고칼슘혈증(10%), 고혈압(40%), 종양색전 등

진 단 및 검 사	• 소변검사 • 혈액검사 : CRP↑, ESR↑, LDH↑, Ca↑, ALP↑ • 병리조직검사 • 복부초음파검사 : 침습이 적고 간편하여 조기 발견에 유용 • 조영 CT검사 : 신장암의 확정진단으로서 실시(요오드 조영제 사용을 할 수 없는 환자는 MRI 실시)
치 료	• 이 질환은 **방사선이나 화학요법에 대해서는 감수성이 매우 낮으므로** 가능한 한 수술에 의해 신장을 절제하는 것이 가장 좋다. **약물치료법** • 인터페론(Interferon), IL−2, 분자표적제 **외과적 치료법** • 신장부분절제술 : 일차적 치료법 *** 신장절제술 후 부신기능부전이 일어날 수 있음(저혈압, 핍뇨, 다량의 나트륨과 수분이 소변으로 소실)** **방사선 요법** **항암화학요법**

2. 신세포암(신장암)의 간호중재

간호문제	간호진단	간호목표
• 수술 중이나 수술 후의 출혈에 의한 쇼크 가능성	• 체액량 평형의 비정상	**쇼크 예방** • 쇼크를 예방하고 출혈에 대한 대처를 한다.
• 수술 후 마비성 장폐쇄의 가능성	• 변비 위험 상태	**장폐쇄 예방** • 수술 후 복부연동이 있으며 배변이 있다.
• 수술부위의 감염 가능성	• 감염 위험 상태	**수술부위의 감염 방지** • 수술 부위에 삼출액이나 홍반의 징후가 없이 치유된다.

간호수행

1. 쇼크 예방
   - 혈압저하나 빈맥 등 신체상태의 변화를 관찰하고,
     쇼크 방지를 위해 안정을 취하도록 하며, 안락한 자세를 유지한다.

2. 장폐쇄 예방
   - 장 연동음을 청취한 후 소량의 물을 먹도록 하고,
     물을 마실 때, 구토가 있으면 양과 형태를 관찰한다.

3. 수술부위의 감염 방지
   - 백혈구 수와 체온을 정상으로 유지하도록 하고,
     수술부위의 배출관은 무균조작이 되도록 취급한다.

TIP

신장절제술 후 관리계획

- 출혈에 의한 복부팽만 여부 관찰
- 수술부위의 출혈 여부 관찰
- 부신기능부전 증상 관찰
- 저혈압(출혈과 부신기능부전의 조기징후)과 배뇨량 감소 및 의식상태 변화를 관찰

신세포암(콩팥세포암종, 신장암) 포인트 리뷰

셀프 복습 문제

개요

01 신세포암에 대해 간략히 기술해보자.

– 신장의 __________에서 유래하는 상피성 악성종양으로, 조직학적으로는 투명세포암이 가장 많다.

원인

02 신세포암의 원인으로 옳은 것을 모두 골라보자.

① 흡연
② 비만
③ 석면, 카드뮴 등의 물질에 노출
④ 폐암이나 유방암에서 전이

증상

03 신세포암의 증상으로 옳은 것을 모두 골라보자.

① 특징적인 조기증상이 없다.
② 육안으로 보이는 무통성 혈뇨
③ 옆구리의 둔통, 덩어리 촉지
④ 오심, 구토
⑤ 체중 증가
⑥ 뼈의 통증

정답

01 근위요세관

02 ①, ②, ③, ④

03 ①, ②, ③, ④, ⑥
* ⑤ 체중은 감소한다.
* 혈뇨, 측복부통, 복부종양 촉지는 신세포암의 3대 주요 증상이다.

치료 및 간호

04 신장세포암의 치료와 간호에 대해 기술해보자.

① ____________ : 일차적 치료
  * 신장절제술 후 __________이 일어날 수 있음(저혈압, 핍뇨, 다량의 나트륨과 수분이 소변으로 소실)

② ________ 방지를 위하여 안정을 취하도록 하고 안락한 자세를 유지한다.

③ ____________을 청취한 후 소량의 물을 먹도록 한다.

④ _________ 수와 _______을 정상으로 유지하도록 한다.

⑤ 수술부위의 배출관은 _______조작이 되도록 취급한다.

정답

04 ① 신장절제술, 부신기능부전
② 쇼크
③ 장 연동음
④ 백혈구, 체온
⑤ 무균

핵심 정리 문제

01 다음 중 신장암에서 흔히 나타나는 증상이 아닌 것은?

① 혈뇨
② 옆구리 통증
③ 측복부 종괴
④ 체중 감소
⑤ 배뇨 곤란

02 신장암 환자의 치료에 대한 설명으로 옳지 않은 것은?

① 신장암의 항암제 치료는 효과가 크지 않다.
② 방사선 조사는 수술 전 종양의 크기를 축소하기 위해 사용한다.
③ 수술이 불가능한 경우에 방사선 조사로 증상을 경감시킨다.
④ 방사선 요법은 항암제의 대치요법으로 사용할 수 있다.
⑤ 방사선 요법은 수술 후 재발을 방지한다.

03 신장절제술을 받은 환자에 대한 간호로 옳지 않은 것은?

① 출혈에 의한 복부팽만 여부를 관찰한다.
② 저혈압이 나타나는지 주의 깊게 살핀다.
③ 신장기능 파악을 위해 매시간 요 배설량을 측정한다.
④ 진통제를 투여하고 마사지와 온습포로 환자의 안정을 도모한다.
⑤ 기침을 하면 수술부위에 출혈이 있을 수 있으므로 기침억제제를 투여한다.

정답

01 ⑤
* 신장암의 3대 증상 : 혈뇨, 측복부통, 복부종양 촉지
그 밖의 증상 : 체중감소, 빈혈, 발열, 전신 권태감, 뼈 통증 등

02 ④
방사선요법은 항암제와 병용한다.

03 ⑤
폐합병증 예방을 위해 기침과 심호흡을 권장한다.

04 신장암에 대한 설명으로 옳은 것은?

① 50대 이상의 여성에게서 호발한다.
② 발병 초기에는 무증상인 경우가 많다.
③ 3대 증상으로 혈뇨, 빈혈, 고혈압이 있다.
④ 확정진단은 혈액검사를 실시하여 진단한다.
⑤ 방사선 및 항암요법이 1차적 치료 방법이다.

정답

04 ②

* 신장암은 50~70대, 여성보다 남성에게서 호발하며 발병 초기에는 무증상인 경우가 많다. 주요 증상으로는 혈뇨, 옆구리 통증, 복부 종양 촉지의 세 가지가 있다. 신장암의 확진검사는 조영CT검사이며, 알레르기나 신장기능장애로 인해 요오드 조영제를 사용할 수 없는 환자에게는 MRI를 실시한다. 신장암은 방사선이나 화학요법에는 저항성을 나타내므로 신장절제술이 1차적 치료법이 된다.

신장결핵 간호관리

1. 병태생리로 보는 신장결핵

결핵균이 폐에 발생한 첫 감염소로부터 혈행성으로 신장에 이르고, 이어서 신장실질 → 신우 → 요관 → 방광에 순차적으로 병변을 일으키는 것을 말한다.

병 인	• 결핵균의 신장감염
병 태	• 결핵균이 신장에 이르러 신장실질 → 신우 → 요관 → 방광에 순차적으로 병변을 일으킨다.
증 상	• 초기에는 농뇨(pyuria) 또는 혈뇨만 나타나고 뚜렷한 증상이 없음 • 병변이 방광에 미치면 방광자극증상이 나타남
진 단 및 검 사	• 산성무균농뇨(acid sterile pyuria)를 확인 (결핵균은 보통의 염색이나 배양법으로는 검출되지 않기 때문에 무균성) • X-선 검사(요로결석을 합병하는 경우가 많다)
치 료	• 화학요법: Streptomycin, PAS, INH의 3가지가 유효 그 외에 kanamycin, rifampicin, ethambutol 등을 사용하는 경우도 있다. • 수술요법: 화학요법에 반응하지 않을 때에는 신장 부분절제술, 공동절개술을 행하기도 한다.

2. 신장결핵의 간호중재

간호문제	간호진단	간호목표
• 전신 쇠약, 체중감소, 오후의 미열과 야간 발한 등의 증상 • 초기에는 농뇨(pyuria), 산성뇨(aciduria), 혈뇨 등이 나타나고 소변량이 증가하며, 배뇨곤란, 빈뇨, 배뇨 시 통증 등이 발생 • 후기에는 빈뇨, 야뇨증 등 방광자극 증상이 나타난다(남자의 경우 부고환염의 증상).	• 체중변화 관찰 • 소변양상 관찰 (농뇨, 산성뇨, 혈뇨 등) • 방광과 요도 점막의 자극증상 관찰	**1. 방광과 요도 점막의 자극 및 염증과 관련된 안위변화(통증)** • 대상자는 불편감 없이 배뇨할 수 있고, 배뇨 시 작열감과 통증이 없는 정상 배뇨 양상을 나타낸다. **2. 방광 점막의 자극 및 염증과 관련된 배뇨장애** • 대상자는 치료를 시작하고 나서 열, 통증, 작열감, 빈뇨, 긴박뇨 등의 증상이 없는 정상 배뇨양상을 나타내게 된다. **3. 질병의 치료 및 재발방지를 위한 약물복용 불이행 가능성** • 대상자는 자신의 질병에 대해 이해하고 약물 치료에 적극적으로 동참한다.

간호수행

1. 방광과 요도 점막의 자극 및 염증과 관련된 안위변화(통증)

- 수분 섭취를 권장하여 소변을 희석시킨다.
- 요도 점막 평활근 경련을 감소시키기 위해 따뜻한 물로 좌욕을 하도록 한다.
- 치골상부에 온찜질을 함으로써 방광경련과 치골부위 통증을 완화시킨다.

2. 방광 점막의 자극 및 염증과 관련된 배뇨장애

- 비뇨기를 씻어내기 위해 하루 3~4L 이상의 수분을 섭취하도록 권장한다.
- 신장 문제나 그 외 문제로 수분제한을 하지 않는 경우라면, 하루에 체중 1kg 당 30mL 이상 수분섭취를 권한다.
- 카페인 함유음료는 긴박뇨와 빈뇨를 증가시키므로 수분섭취 시 카페인이 함유된 것은 피하도록 한다.

3. 질병의 치료 및 재발방지를 위한 약물복용 불이행 가능성

- 대상자에게 계속적인 약물치료와 추후 검사가 필요함을 이해시킨다.
- 적당한 영양, 적절한 휴식 및 위생상태 유지 등의 중요성을 강조한다.
- 회복기 동안 대상자와 협조하고, 규칙적으로 약물을 복용하도록 한다.
- 대상자가 약물을 복용하고 있지 않다면, 자발적으로 약물을 복용하도록 유도하는 방법을 강구한다.
- 통증조절을 위한 약을 투약한다.
- 대상자에게 약물 치료기간 동안 요구되는 식이, 활동제한과 관련된 정확한 교육을 실시한다. 대상자에게 복용약과 그 부작용에 대해 자세히 교육한다.
- 증상이 사라진 후에도 충분한 기간 동안 약물투여가 꾸준히 이루어지는 것이 중요하다는 것을 이해시킨다.
- 교육 후 대상자가 잘 이해했는지 확인하기 위해 투약과 관련된 사항을 질문하고 대상자가 재진술하게 한다.

4. 식이조절

- 알코올, 카페인 함유 음료 같은 방광을 자극하는 음식을 줄이도록 교육한다. 카페인은 커피, 홍차, 초콜릿, 일부 탄산음료 및 상점에서 판매되는 약품 등에 포함되어 있음을 알려준다.
- 소변의 산성화를 유지시키는 것이 중요함을 설명하여 식이변경에 잘 따르도록 한다.
- 양념이 강한 식품과 토마토는 방광 자극 증가와 관련이 있으므로 제한한다.
- 요로감염이 발생하였거나 혹은 이것을 예방하기 위해 매일 284g의 크랜베리 주스를 마시도록 한다.
  - 크랜베리 주스는 소변을 산성화시키고 방광벽에 세균이 부착하는 것을 감소시킨다.

TIP

신장결핵의 기전

신장결핵(Renal tuberculosis)은 원인균인 mycobacterium tuberculosis가 혈액을 통해 신장으로 이동하여 질환이 발생하는 것으로 주로 폐에서 전이된다. 초기 결핵에 감염된 부위는 초기에는 증상이 나타나지 않으므로 신장결핵의 병력을 확인하는 것이 어렵다. 거의 통증이 없기 때문에 말기가 될 때까지 발병 사실을 알지 못한다. 병변은 일반적으로 신추체/콩팥피라미드(Renal pyramid)에서 시작하여 신우/콩팥깔때기(renal pelvis)를 침범하며, 치료하지 않으면 신장조직에 치즈와 같은 건락화/치즈화 덩어리(caseating mass)를 형성하고 이 덩어리가 신장조직을 파괴하고 융합한다. 원인균은 신장의 다른 부분까지 침범되고 요로를 따라 전파되어 비뇨기계의 어느 부분에나 감염을 일으킨다.

하부 요로계에 도달한 균은 섬유화를 일으켜 유착을 형성하고 요관방광 밸브의 파괴를 일으킨다. 이런 과정으로 요관 협착이 일어나면, 감염된 신장으로부터 농과 소변의 배출이 억제되어 신장 파괴를 더욱 가속화시킨다. 하부로 내려간 결핵균이 남자의 생식기에 머무르게 되면 기능감소를 일으킨다.

신장결핵 포인트 리뷰

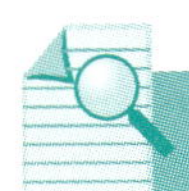

셀프 복습 문제

개요

01 신장결핵에 대해 간략히 기술해보자.

– 결핵균이 폐에 발생한 첫 감염소로부터 혈행성으로 신장에 이르고, 이어서 ________ → __________ → ________ → 방광에 순차적으로 병변을 일으키는 것을 말한다.

증상

02 신장결핵의 증상에 대해 알아보자.

① 초기에는 _____ 또는 _____만 나타나고 뚜렷한 증상이 없다.
② 병변이 방광에 미치면 ________증상이 나타난다.

치료 및 간호

03 신장결핵의 치료 및 간호에 대해 기술해보자.

① 수술요법: ______________, ______________
② _______ 섭취를 권장하여 소변을 희석시킨다.
③ 요도 점막 평활근 경련을 감소시키기 위해 따뜻한 물로 _______을 하도록 한다.
④ 치골상부에 _________을 함으로써 방광경련과 치골부위 통증을 완화시킨다.
⑤ 비뇨기를 씻어내기 위해 하루 3~4L 이상의 _______을 섭취하도록 권장한다.
⑥ 카페인 함유음료는 ________와 ______를 증가시키므로 수분섭취 시 카페인이 함유된 것은 피하도록 한다.
⑦ 증상이 사라진 후에도 충분한 기간 동안 __________가 꾸준히 이루어지는 것이 중요함을 교육한다.

정답

01 신장실질, 신우(콩팥깔때기), 요관

02 ① 농뇨, 혈뇨
② 방광자극

03 ① 신장 부분절제술, 공동절개술
② 수분
③ 좌욕
④ 온찜질
⑤ 수분
⑥ 긴박뇨, 빈뇨
⑦ 약물투여

핵심 정리 문제

01 신장결핵의 증상으로 옳지 않은 것은?

① 초기부터 뚜렷한 증상이 나타난다.
② 혈뇨
③ 농뇨
④ 체중 감소
⑤ 방광자극증상

02 신장결핵 환자의 간호중재로 옳지 않은 것은?

① 소변 희석을 위해 수분 섭취를 권장한다.
② 카페인이 함유된 음료는 제한한다.
③ 증상이 사라지면 즉시 약물투약을 중단한다.
④ 토마토는 방광을 자극하므로 섭취 제한한다.
⑤ 요로감염 예방을 위해 크랜베리 주스를 마시도록 한다.

정답

01 ①

* 초기에는 발열, 체중 감소 등의 전신증상 및 농뇨 또는 혈뇨만 나타나고 뚜렷한 증상이 없다. 병변이 방광에 미치면 방광자극증상이 나타난다.

02 ③

증상이 사라진 후에도 충분한 기간 동안 약물투여가 꾸준히 이루어져야 함을 환자에게 이해시킨다.

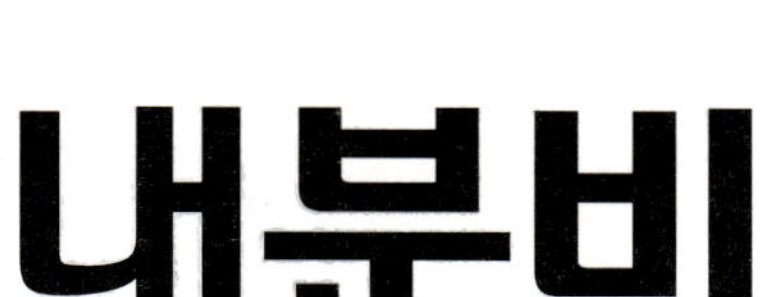

내분비

뇌하수체기능항진증 간호관리

1. 병태생리로 보는 뇌하수체기능항진증(거인증, 말단비대증)

뇌하수체기능항진증이란 뇌하수체 선종이나 증식으로 인해 호르몬 회환조절기전이 정상적으로 이루어지지 않는 상태를 말한다. 뇌하수체 전엽에서 분비되는 한 가지 이상의 호르몬이 과잉 분비된다.

병 인	• 뇌하수체 전엽으로부터의 성장호르몬 과잉 분비 • 뇌하수체 선종
병 태	• 골단선(뼈끝선)이 폐쇄되기 전 발병 → 뇌하수체거인증 (어린이에게 발병) • 골단선(뼈끝선)이 폐쇄된 후에 발병 → 말단비대증 (성인에게 발병)
증 상	**성장호르몬 과잉으로 인한 증상(말단비대증·거인증)** • 뼈 형성 촉진 : 하악/아래턱 돌출, 고신장, 흉곽 확대 • 연부조직 비후 : 사지말단비대, 거대혀, 입술비대, 내장비대, 수면무호흡증 • 고혈당, 당뇨병, 지질이상증, 발한과다 **뇌하수체 선종으로 인한 증상** • 두통, 시야 장애 • 식욕부진, 수면장애 • 성욕저하, 무월경 • 당뇨병, 고혈압 • 고지혈증, 동맥경화 • 갑상선 기능저하 • 고프로락틴혈증 • 쿠싱 증후군
진단 및 검사	• 성장호르몬 억제 검사 • 포도당 부하시험 : 혈중 GH값이 정상 영역까지 억제되지 않음 • CT, MRI : 뇌하수체 선종의 소견이 나타남 • X-선 영상 검사 : 두개골 및 손발의 이상
치 료	• 수술요법 : 뇌하수체 절제술(경접형골동 수술) • 약물요법 – 도파민 작용제(L-dopa, bromocriptine) 투여 : 도파민은 본래 성장호르몬 분비자극을 일으키지만 말단비대증 환자에게서는 분비를 억제하도록 작용한다. – Somatostatin analog 주사 • 방사선요법

2. 뇌하수체기능항진증(거인증, 말단비대증)의 간호중재

간호문제	간호진단	간호목표
• 치료 과정에 대한 정보가 없음	• 치료(수술, 약물)와 관련된 지식부족	• 대상자는 계획된 수술과 가능한 결과들을 이해한다. • 스테로이드 호르몬의 관리를 평생 동안 할 수 있는 능력을 갖는다."
• 모자나 반지, 구두 등의 크기 변화 • 외모의 변화 – 입술과 코가 커지고 이마가 튀어나옴 – 손, 발이 커짐 – 턱 돌출 – 낮은 목소리 혀 비대	• 질병과정으로 인해 변화된 외모에 대한 신체상 장애	• 건강한 신체상을 회복한다. • 대상자는 신체 기능의 변화에 대해 받아들이며 적응하고 자신의 내적 모습에 대해 긍정적으로 생각한다.
• 여성의 경우 월경변화, 성욕감소, 성교 곤란증 • 남성의 경우 성욕감소와 발기 부전	• 질병과정과 관련된 성기능 장애	• 대상자는 성적 관심을 표현하고 수행한다. • 대상자가 원하는 성기능을 달성한다.
• 시야장애, 두통, 졸림	• 질병과정과 관련된 신체손상 위험성	• 신체손상이 없다.

간호수행

1. 지식부족에 대한 간호수행

- 대상자에게 외과적 치료의 잠재적 결과에 대해 상세히 설명한다.
- 환자에게 치료제인 브로모크립틴, 소마토스타틴 유도체인 옥트레오타이드(octreotide)와 란레오타이드(lanreotide)의 투여방법에 대해 설명한다.

2. 신체상 장애에 대한 간호수행

- 대상자에게 변화된 외모에 대한 자신의 생각과 감정을 표현하도록 격려한다.
- 대상자의 강점과 개성을 강화하도록 격려하고 긍정적인 피드백을 주고, 치료를 통해 일부 신체적 문제들(유즙분비 과다, 성기능 감소 등)을 회복할 수 있음을 알려준다.

3. 성기능 장애에 대한 간호수행

- 대상자가 느끼는 성적 문제를 사정한다. 프로락틴의 분비 증가는 Bromocriptine으로 감소시킬 수 있다(프로락틴의 수치 감소는 성선자극호르몬의 기능을 정상으로 회복시킨다).

외과적 간호

4. 신체손상 위험성에 대한 간호수행

- 식욕부진이 있으면 음식을 소량씩 자주 섭취하도록 한다.
- 휴식과 활동의 균형을 유지하도록 돕는다.
- 부신피질부전의 증상이 발생하면 즉시 보고한다.
- 시력변화, 두통, 무기력 등이 증가하면 즉시 보고한다.
- 수술 전에 코르티솔을 정맥 내로 투여하여 부신부전을 예방한다. 수술 후 즉시, 뇌부종과 두개내압의 상승(혈압 상승, 맥압 증가, 맥박수 감소, 동공 변화, 호흡 패턴 변화) 증상에 대해 사정한다.
- 음식 섭취량과 배설량을 잘 유지하도록 하고, 비중이 1.005 이하이면서 소변량이 200ml/hr 이상이면 의사에게 알린다. 정맥으로 주입되는 수분의 양을 관찰하고, 갈증 호소 시 수분을 공급하며 지시된 처방에 따라 바소프레신을 투여한다.
- 매일 체중을 측정하여 비교하고, 체온 상승, 심한 두통, 과민성, 경부 강직 등의 증상을 주의 깊게 사정하여 수술 후 합병증인 뇌막염을 주의한다.
- 경접형골 뇌하수체절제술을 시행한 대상자는 거즈 스펀지로 자주 구강 위생을 제공하고, 수술 후 2주 동안 칫솔로 양치를 금한다.
- 폐합병증 예방을 위해 심호흡을 격려한다.
- 비강 심지는 보통 2~5일에 제거하며, 제거 후 뇌척수액 누출을 의미하는 콧물이 있는지 잘 관찰한다.
- 뇌하수체 절제술 후 뇌척수액이 부비동 쪽으로 새어 두통이 발생하므로 침상머리를 높여 침상안정을 취하도록 한다.
- 드물게 뇌척수압 감소를 위해 척수천자를 시행하기도 한다.
- 코 배액의 양, 특징, 포도당 유무를 사정한다(배액에 포도당이 있으면 척수액을 의미하는 것이다).
- 수술 후 조기 기침은 수술 절개부위의 압력을 증가시켜 뇌척수액 누출을 초래할 수 있으므로, 조기 기침을 하지 않도록 교육한다(재채기, 코 풀기 삼가).

* 자극 호르몬을 더 이상 생성하지 못하므로, 부신부전과 갑상선기능저하증이 나타나고 요붕증이 일시적으로 생길 수 있다.

5. 대상자 교육

- 경접형골 뇌하수체절제술을 받는 대상자는 회복을 방해하는 활동(허리를 굽혀 물건을 집거나 변을 볼 때 힘을 주는 일 등 뇌압상승활동)을 삼가도록 교육한다.
- 변비 예방을 위해 고섬유질 식이를 권장하고 충분한 수분섭취를 격려한다. 필요 시 변 완하제를 투여한다.
- 수술 절개부위가 치유될 때까지 약 2주일 동안 칫솔로 양치를 하지 않도록 교육한다.
- 수술 후 평생 동안 호르몬 대치요법이 필요함을 알리고, 이때 코르티손을 우유, 음식물, 제산제와 함께 복용하여 위장 자극을 피하도록 교육한다.
- 위염, 흑색변, 혈변이 있을 경우 의사에게 보고하도록 한다.

뇌하수체기능항진증(거인증·말단비대증) 포인트 리뷰

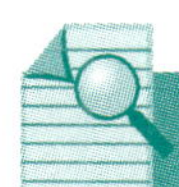

셀프 복습 문제

개요

01 뇌하수체기능항진증에 대해 간단히 서술해보자.

① ____________으로 인한 _________의 과잉생성으로 발생한다.

② 이로 인해 __________, ________, ________ 과다분비, ACTH분비 증가로 인한 ______ 등이 나타난다.

③ 골단선(뼈끝선)이 폐쇄되기 전에 발병하는 ________은 사춘기 이전의 어린이에게 나타난다.

④ 골단선이 폐쇄된 후에 발병하는 ________은 성인에게 발병하며, 성장호르몬 과다분비로 말단 부위의 뼈나 연조직이 비후(두개골, 손발, 턱 비대)된다.

정답

01 ① 뇌하수체 선종, 성장호르몬
② 말단비대증, 거인증, 프로락틴, 쿠싱병
③ 거인증
④ 말단비대증

증상

02 뇌하수체기능항진증의 증상으로 옳은 것을 모두 골라보자.

① 고프로락틴혈증
② 쿠싱증후군
③ 성기능 장애
④ 갑상선종
⑤ 수면장애, 두통
⑥ 거대혀, 입술비대
⑦ 갑상선 기능항진

02 ①, ②, ③, ④, ⑤, ⑥, ⑦

간호

03 말단비대증 환자의 간호에 대해 기술해 보자.

① 매일 체중을 측정하여 비교한다.
② 휴식과 활동의 균형을 유지하도록 돕는다.
③ ___________의 증상, _________, ______, ________ 등이 증가하면 즉시 보고한다.

정답

03 ③ 부신피질부전, 시력변화, 두통, 무기력

04 뇌하수체절제술을 받은 환자의 간호에 대해 기술해 보자.

① 수술 후 ___________이 부비동 쪽으로 새어 두통이 발생하므로 침상머리를 높여 침상안정을 취하도록 한다.
② 드물게 뇌척수압 감소를 위해 _________를 시행하기도 한다.

04 ① 뇌척수액
② 척수천자

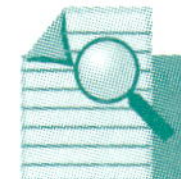

핵심 정리 문제

01 뇌하수체 기능항진으로 인한 것으로 성인에게서만 나타나는 질환은?

① 쿠싱증후군
② 갑상선 기능항진증
③ 거인증
④ 말단비대증
⑤ 애디슨병

정답

01 ④
뇌하수체 전엽의 성장호르몬 분비가 과잉되면 아동에게서는 거인증, 성인에게서는 말단비대증이 발생한다.

02 뇌하수체 선종으로 인한 뇌하수체 기능항진증에서 나타나는 증상은?

① 저혈압
② 시력 장애
③ 청력 장애
④ 성욕 증가
⑤ 식욕 증가

02 ②
뇌하수체 선종으로 인한 증상으로는 두통, 시야 장애, 성욕저하, 무월경, 당뇨병, 식욕 부진 등이 나타난다.

03 성인에게서 턱과 이마가 커지고 관절 통증 등의 증상이 나타날 경우 어떤 호르몬에 문제가 생긴 것인가?

① 갑상선자극호르몬
② 성장호르몬
③ 성호르몬
④ 부신피질호르몬
⑤ 항이뇨호르몬

03 ②
말단비대증은 성장호르몬 과다 분비로 말단 부위의 뼈나 연조직이 비후(두개골, 손발, 턱 비대)되는 질환으로 성인에게서 나타난다.

04 **말단비대증 환자의 성장호르몬 분비를 억제할 수 있는 것은 무엇인가?**

① 도파민 작용제
② 젖분비 호르몬
③ 인슐린
④ 글루코코르티코이드
⑤ 에스트로겐

정답

04 ①
도파민은 본래 성장호르몬 분비자극을 일으키지만 말단비대증 환자에게서는 분비를 억제하도록 작용한다.

05 **뇌하수체 전엽의 기능검사로 옳은 것은?**

① 성장 호르몬 억제 검사
② 소변 삼투압 검사
③ 소변 비중 검사
④ 혈중 염분 검사
⑤ 삼투압 검사

05 ①
성장 호르몬 억제검사는 뇌하수체 전엽의 기능검사이다. 나머지 보기는 모두 뇌하수체 후엽의 기능검사이다.

06 **경접형골동 수술로 뇌하수체를 절제한 환자가 콧물이 목 뒤로 넘어가는 느낌이 난다고 했을 경우 가장 우선시되어야 할 간호중재는?**

① 앙와위를 취한다.
② 분비물을 흡인한다.
③ 분비물의 양상을 확인한다.
④ 비강 심지로 다시 코를 막는다.
⑤ 코를 풀어 분비물을 제거하도록 한다.

06 ③
비강 심지는 수술 후 2~3일 후 제거하고, 제거 후 환자에게 뇌척수액 누출을 의미하는 콧물의 느낌이 있는지 관찰한다. 콧물이 흐르는 느낌이 있을 경우 먼저 분비물의 양과 질을 사정한다.

요붕증 간호관리

1. 병태생리로 보는 요붕증

요붕증이란 ADH(항이뇨호르몬) 합성 · 분비장애(중추성 요붕증) 또는 신장의 ADH에 대한 반응성 저하(신장기원 요붕증) 때문에 신장 집합관에서 물의 재흡수가 장애를 받아 다뇨(희석뇨)를 일으키는 질환이다. 중추성 요붕증은 간단히 말해서 ADH의 분비가 저하되기 때문에 다뇨 및 탈수 상태를 초래하는 병이다.

병 인	**발생 원인** • 원인 불명이 가장 흔함 : 특발성 요붕증. 전체 요붕증의 40~50% • 가족력: 가족성 요붕증. 전체 요붕증의 1% 이하 • 후천적 원인 : 뇌하수체 종양, 뇌손상, 뇌막염, 뇌염, 구개 인두종, 급성 백혈병, 결핵 등 **중추성 요붕증** • 가족성 요붕증 : 상염색체 우성유전(ADH 유전자의 변이), 반성 열성유전 • 이차성 요붕증 : 시상하부–뇌하수체계의 체질적 변화(뇌종양 등) **신장기원요붕증** • 유전성 요붕증 : V_2수용체 유전자의 변이(X연쇄열성유전)가 원인 • 속발성 요붕증 : 신장질환(아밀로이드신장 등), 고칼슘혈증, 저칼륨혈증, 약인성(리튬 제제 등) 등으로 발생

병 태	**중추성 요붕증** • ADH의 분비부전으로 요농축기능이 저하된다. **신장기원요붕증** • ADH에 대한 신장의 반응성이 저하되어 요농축기능이 저하된다.

증 상	• 지속적인 다뇨, 다갈, 탈수 • 체중감소 • 혈액량 감소로 인한 저혈압 • 혈액농축, 혈청 삼투압 증가 • 소변희석, 소변 비중 감소, 소변 삼투압 감소 • 빈맥, 점막 건조, 피부긴장도 저하

진 단 및 검 사	• 수분제한검사 • 고장식염수 부하시험 • 니코틴 시험 • 혈장 바소프레신(ADH)의 측정 • 신경학적 검사 : 시력과 시야 조사, CT나 MRI 사용
치 료	• ADH의 분비저하가 원인인 요붕증의 치료 : ADH 보충 **〈 ADH의 분비를 높이는 약제 〉** – Chlorpropamide(혈당강하제) – Clofibrate(고지혈증제) – Carbamazepine(항간질제) • 신장기원요붕증의 치료 : Thiazide 또는 기타 이뇨제

2. 요붕증의 간호중재

간호문제	간호진단	간호목표
• 하루 5~20L의 심한 다뇨, 빈뇨, 야간다뇨가 나타날 수 있고, 다량의 수분 섭취를 요하는 심한 갈증을 호소한다. • 피부는 건조하고 차갑고, 점막 역시 건조하다. • 빈맥이 유발되기 쉽고, 특정한 전해질 불균형과 관련된 신체증상 및 저혈압이 악화되어 정신상태의 변화를 초래할 수 있다.	• 질병 과정(항이뇨호르몬 결핍)과 관련된 체액부족 위험성	• 수분 섭취량과 배설량이 균형을 이룬다. • 안정된 체중을 유지한다. • 바소프레신 투약법에 대해 이해한다. • 대상자는 수분 섭취량과 배설량이 균형을 이루고 체중을 유지하며 체액 부족을 경험하지 않는다. • 대상자에게 요붕증에 대한 교육을 실시한다.

간호수행

1. 체액부족에 대한 간호수행

- 탈수와 전해질 불균형 증상, 저혈량 증상을 관찰한다.
- 수분 섭취량과 배설량을 매일 측정하고 기록한다.
- 매일 체중을 측정하여 체중 변화 여부를 주의 깊게 관찰한다.
- 과다한 갈증과 소변 배설을 확인하고, 수분 섭취를 권장하고, 정맥을 통해 수액을 주입한다.
- 혈청 및 소변의 삼투압, 혈중 나트륨 수치를 평가하고, 처방된 약물을 투여하고 그 반응을 감시한다.

2. 대상자 교육

- 요붕증의 중증도는 시간이 지나면서 변화하므로 장기적인 대사 상태의 사정이 필요함을 교육한다.
- 갈증은 방어기전이므로 수분 섭취량을 줄이는 일이 없도록 하고, 탈수의 징후를 설명하고, 이에 대해 민감하게 대처하도록 한다.

* 탈수 징후 : 체중 감소, 갈증 증가, 소변량의 감소, 피부 및 점막의 건조

- 이뇨 효과를 유발하는 커피나 차를 삼가도록 한다. 바소프레신(vasopressin)을 투약하는 방법을 설명하고 비강을 통해 약을 흡입하는 방법을 교육한다.
- 2시간 간격으로 체위를 변경한다.
- 단백질 및 염분 섭취를 제한한다.

요붕증 포인트 리뷰

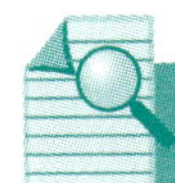

셀프 복습 문제

개요

01 요붕증에 대해 간단히 기술해보자.

– 요붕증이란 뇌하수체 후엽으로부터 혈중으로 분비되는 ADH(항이뇨호르몬)의 합성·분비장애(중추성 요붕증) 또는 신장의 ADH에 대한 반응성 저하(신장기원요붕증) 때문에 ____________에서 물의 재흡수가 장애를 받아 ________를 일으키는 질환이다.

원인

02 요붕증의 원인으로 옳지 않은 것을 골라보자.

① 가족력
② 항이뇨호르몬(ADH)의 과잉
③ 뇌하수체 종양
④ 급성 백혈병
⑤ 결핵
⑥ 매독

증상

03 요붕증의 증상에 대해 기술해보자.

① 지속적인 _______, ________, ________,
② ______ 삼투압 증가, _____ 비중 감소, _____ 삼투압 감소
*소변에서 ____이 검출되지 않는다.
③ 혈액량 감소로 인한 _______이 나타난다.
④ 빈맥, 점막건조, 피부긴장도 저하
⑤ 신경성 요붕증은 ________의 합병증으로 발생할 수 있다.

정답

01 신장집합관, 다뇨(희석뇨)

02 ②
* 항이뇨호르몬의 결핍은 수분과 전해질의 불균형을 초래하여 요붕증의 원인이 된다.

03 ① 다뇨, 다갈, 탈수
② 혈청, 소변, 소변, 당
③ 저혈압
⑤ 뇌손상

치료 및 간호

04 요붕증의 치료 및 간호에 대해 기술해보자.

① 증상 관찰

a) ______와 ________ 증상(갈증, 체중감소, 피부탄력성 감소 등) 관찰

b) ________ 증상(저혈압, 빈맥, 피부긴장도 감소, 체중 감소) 증상 관찰

c) 혈중 ________ 수치 상승 관찰

② 간호 관리

a) 호르몬 대치요법(vasopressin)

b) 경구와 정맥으로 ________공급

c) ________과 ________ 매일 측정

d) 2시간 간격으로 체위 변경

③ 식이요법

a) ________ 및 ________ 섭취 제한

정답

04 ① a) 탈수, 전해질 불균형
b) 저혈량
c) 나트륨
② b) 수분
c) 수분섭취량, 배설량
③ a) 단백질, 염분

핵심 정리 문제

01 다음 중 요붕증의 발생원인으로 옳지 않은 것은?

① 뇌하수체 종양
② 상염색체 우성유전
③ 뇌손상
④ 급성 백혈병
⑤ 성장호르몬 과잉분비

02 다음 중 요붕증 환자의 검사 결과로 옳은 것은?

① 소변량이 감소한다.
② 소변에서 당이 검출된다.
③ 혈청 삼투압이 감소한다.
④ 소변 비중이 감소한다.
⑤ 혈장 나트륨 농도는 극단적으로 높게 나타난다.

03 요붕증 환자에 대한 간호중재로 옳지 않은 것은?

① 수분섭취를 제한한다.
② 이뇨 효과를 유발하는 커피나 차를 제한한다.
③ 처방에 따른 바소프레신을 비강으로 투여한다.
④ 정맥을 통해 수액을 주입한다.
⑤ 단백질 및 염분 섭취를 제한한다.

정답

01 ⑤
성장호르몬 과잉분비로 발병하는 것은 거인증 및 말단비대증이다.

02 ④
* 요붕증 환자는 항이뇨 호르몬이 결핍되어 수분 보유 능력이 떨어지게 된다. 소변배출량, 소변비중은 감소하고 소변 및 혈청 삼투압은 증가한다. 소변에서 당은 검출되지 않는다. 혈장 나트륨 농도는 정상 범위에서 약간 높은 수치로, 극단적으로 높게 나타나는 경우는 없다.

03 ①
충분한 수분섭취를 권장한다.

ADH 부적합 분비증후군 (SIADH, 항이뇨호르몬 분비이상 증후군) 간호관리

1. 병태생리로 보는 ADH 부적합 분비증후군

SIADH(syndrome of inappropriate secretion of ADH)는 요붕증과는 반대로 ADH(항이뇨호르몬)의 과다 분비로 인해 일어나는 질환이다. SIADH에서는 단순히 물의 재흡수 증가로 인해 발생하는 희석성 저나트륨혈증 외에 절대량으로서의 체내 나트륨량이 저하되는 것이 핵심이다. 반대로 요중에서도 단순히 물이 없기 때문에 삼투압이 높은 것이 아니라, 실제로 나트륨이 요중으로 많이 버려지기 때문에 삼투압이 높아지는 것이다.

병 인	• 이소성 ADH 생산종양(폐의 소세포암, 췌장암) • 중추신경질환(외상, 출혈, 뇌염, 종양, sarcoidosis 등) • 흉강내 질환(폐결핵, 폐렴, 특히 레지오넬라 등) • 약인성(ADH의 분비를 높이는 Vincristine, carbamazepine, chlorpropamide 등의 약제)
병 태	• ADH 분비 → 신장에서의 물의 재흡수 촉진 → 체액량 증가 → 혈액 희석, 신장 혈류량 증가, GFR 증가 → 레닌 분비 억제 → 원위요세관에서의 나트륨 재흡수 억제 → 집합관에서는 ADH 과잉 상태 → 물이 점차 재흡수되어 나트륨 농도가 높은 소변 생성
증 상	• SIADH 증상의 주요 원인인 저나트륨혈증으로 다음과 같은 증상이 나타난다. – 뇌부종, 세포외액 증가 – 식욕저하, 두통, 병적반사, 경면 – 소변량 감소, 수분 중독증 – 혈장 나트륨, 삼투압 감소 – 체중 증가, 오심 및 구토, 인격변화, 혼미 – 무기력, 기면, 착란상태, 혼수, 경련, 사망

진단 및 검사

확정진단 충족 사항

- 혈청나트륨 감소 : < 135mEq/L 이하
- 혈장삼투압 감소 : < 280mOsm/kg
- 혈장레닌활성(PRA) 감소
- 혈장알도스테론 감소
- 소변삼투압 증가(Uosm/Posm > 1) : > 300mOsm/kg
- 요중 나트륨배설량 증가 : ≧ 20mEq/L
- 혈장 바소프레신 측정 가능
- 탈수소견 : (–)
- 나트륨의 요중 지속적 배설 (요중 Na ≧ 20mEq/L)

치료

- 수분 섭취 제한(하루 500~600mL의 수분섭취 제한으로 대부분 요중으로 나트륨 배설이 감소하고 혈청 나트륨이 상승)
- 식염수 점적
- 이뇨제(furosemide) 투여
- Demeclocycline 투여(신장에 대한 ADH의 작용 차단)

2. ADH 부적합 분비증후군의 간호중재

간호문제	간호진단	간호목표
•체액과다와 관련된 신체증상에는 부종 없는 체중증가, 경정맥 팽창, 빈맥, 빈호흡, 수포음 등이 유발될 수 있다.	•질병 과정(항이뇨호르몬 과다분비)과 관련된 체액 불균형	•제한된 수분섭취를 성공적으로 수행한다. •안정된 체중을 유지하고 수분 섭취량과 배설량의 균형을 이룬다. •처방된 약물(이뇨제, Lithium carbonate와 demeclocycline) 투약법에 대해 이해한다. •대상자는 체액 과다를 경험하지 않는다.
•정신상태 위축, 발작, 혼수상태가 발생할 수 있다.	•정신상태의 변화와 관련된 신체 손상 위험성	•대상자는 정상적인 의식 상태를 유지하며, 신체 손상이 발생하지 않는다.

간호수행

1. 체액불균형에 대한 간호수행

- 저나트륨혈증과 관련된 신체증상을 사정한다.
- 수분의 과다섭취는 혈장나트륨 수치를 떨어뜨리므로 수분섭취의 제한이 필요하다.
- 하루 500~600mL의 수분섭취가 적당하고,
  체중과 수분 섭취량 및 배설량을 매일 확인한다.
- 입안을 자주 헹구도록 하여 구강 점막의 건조함으로 인한 불편감을 감소시킨다.

2. 신체 손상 위험성에 대한 간호수행

- 안전한 환경을 제공하며,
  경련발작, 혼수로 진행되기 전 근육경련과 같은 미세한 변화를 주의 깊게 관찰한다.
- 신경학적 상태를 점검하고 기록한다.

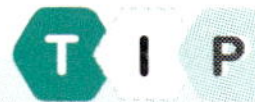

항이뇨호르몬이란?

항이뇨호르몬은 뇌하수체 후엽에서 분비되는 호르몬으로, 뇌 손상을 입은 환자에게서 흔히 항이뇨 호르몬 분비이상(SIADH)이 나타난다. SIADH는 항이뇨 호르몬 과다분비로 초래된다.

ADH 부적합분비증후군
(SIADH, 항이뇨호르몬 분비이상 증후군) 포인트 리뷰

셀프 복습 문제

개요

01 ADH 부적합분비 증후군에 대해 간략히 기술해보자.

– SIADH(syndrome of inappropriate secretion of ADH)는 요붕증과는 반대로 ________의 분비가 부적절하게 지속적으로 일어나는 질환이다. SIADH에서는 단순히 물의 재흡수 증가로 인해 발생하는 희석성 저나트륨혈증 외에 절대량으로서의 체내 ________량이 저하되는 것이 핵심이다.

02 항이뇨호르몬에 대해 기술해보자.

① 항이뇨호르몬은 ________________에서 분비되는 호르몬으로 뇌 손상을 입은 환자에게서 흔히 항이뇨 호르몬 분비이상이 나타난다.
② ADH 부적합분비증후군은 항이뇨 호르몬 __________로 초래된다.
③ 항이뇨 호르몬 감소는 _________을 초래한다.

증상

03 ADH 부적합분비증후군의 증상으로 옳지 않은 것을 골라보자.

① 식욕부진
② 오심, 구토
③ 두통, 기면, 불안, 의식상태 변화
④ 소변량 증가
⑤ 수분 중독증
⑥ 혈중 나트륨, 삼투압 감소
⑦ 체중 감소
⑧ 저나트륨혈증으로 인한 무기력, 기면, 사망

정답

01 ADH, 나트륨

02 ① 뇌하수체 후엽
② 과다분비
③ 요붕증

03 ④, ⑦
* ④ 소변량은 감소한다.
* ⑦ 체중은 증가한다.

치료 및 간호

04 ADH 부적합분비증후군(SIADH)의 치료와 간호에 대해 기술해 보자.

① 치료

a) ________점적

b) ____________________, ______________ 투여

② 간호 관리

a) 수분의 과다섭취는 혈장나트륨 수치를 떨어뜨리므로 _____________이 필요하다.

b) 하루 ___________mL의 수분섭취 제한으로 대부분 요중으로 __________ 배설이 감소하고 ________________이 상승한다.

c) 매일 ________과 ___________ 및 _______을 확인한다.

d) 입안을 자주 헹구도록 하여 구강 점막의 건조함으로 인한 불편감을 감소시킬 수 있다.

e) 경련발작, 혼수로 진행되기 전 __________과 같은 미세한 변화를 주의 깊게 관찰한다.

정답

04 ① a) 식염수
b) 데메클로사이클린, 푸로세미드
② a) 수분 섭취 제한
b) 500~600, 나트륨, 혈청나트륨
c) 체중, 수분 섭취량, 배설량
e) 근육경련

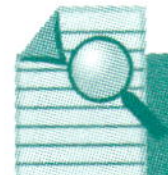

핵심 정리 문제

01 항이뇨호르몬 분비이상 증후군의 증상으로 옳지 않은 것은?

① 소변량 감소
② 식욕 저하
③ 체중 감소
④ 저나트륨혈증
⑤ 혈중 나트륨 감소

02 SIADH에서 나타나는 소견이 아닌 것은?

① 세포외액 증가
② 의식상태 변화
③ 핍뇨
④ 식욕 저하
⑤ 고나트륨혈증

03 항이뇨호르몬의 과다분비가 있는 환자에게서 사정해야 할 간호 내용은?

① 탈수
② 부종
③ 소변량 증가
④ 혈중 Na 증가
⑤ 혈당 증가

정답

01 ③
SIADH에서는 체중증가가 나타난다.

02 ⑤
SIADH에서는 항이뇨호르몬(ADH) 과다분비로 인해 수분정체가 일어난다. 이로써 혈청 내 Na 수치가 저하하는 저나트륨혈증이 발생하여 중추신경계 기능장애가 올 수 있다.

03 ②
항이뇨호르몬의 과다분비는 수분 재흡수 증가에 의한 희석성 저나트륨혈증을 유발한다. 이로 인해 핍뇨, 부종, 체중 증가, 혈중 Na 감소 등이 나타난다.

04 SIADH 환자에 대한 간호중재로 옳지 않은 것은?

① 하루 2L 이상의 수분을 충분히 섭취하도록 한다.
② 처방된 이뇨제를 투여한다.
③ 입안을 자주 헹구어 구강 점막 건조를 예방하도록 한다.
④ 체중, 수분 섭취량 및 배설량을 매일 확인한다.
⑤ 신경학적 상태를 점검하고 기록한다.

05 뇌하수체 후엽 기능검사로 옳은 것은?

① 성장 호르몬 검사
② 두부 CT 검사
③ 포도당 부하 시험
④ 소변 비중 검사
⑤ 혈청 프로락틴 검사

정답

04 ①
수분의 과다섭취가 혈장나트륨 수치를 떨어뜨리므로 SIADH 환자는 수분섭취를 제한해야 한다. 하루 500~600mL의 수분섭취가 적당하다.

05 ④
소변 비중 검사는 뇌하수체 후엽의 기능 검사이다. 나머지 보기는 뇌하수체 전엽의 기능검사이다.

뇌하수체 기능저하증 간호관리

1. 병태생리로 보는 뇌하수체 기능저하증

뇌하수체 기능저하증이란 뇌하수체전엽호르몬의 분비가 저하된 상태를 말한다. 원인에 따라 시상하부성과 뇌하수체성으로 분류하며, 결핍되는 호르몬의 수에 따라 범뇌하수체 기능저하증, 부분적 뇌하수체 기능저하증, 뇌하수체호르몬 단독결손증으로 분류한다.

병 인	• 뇌하수체 절제 및 기능부전 • 비분비성 종양에 의한 압박 • 성장호르몬 분비 결핍 • 뇌하수체 부위의 뇌졸중 • Sheehan 증후군(산모가 분만 후에 뇌하수체 손상이 생겨 발생하는 질환) • Simmond 병(범하수체 기능저하증) • 세포파괴, 심한 출혈 • 두부 외상, 뇌수술, 방사선 요법 • 만성 염증성 질환(결핵, 매독) • 선천기형 **원인에 따른 분류** • 시상하부성(시상하부나 뇌하수체줄기가 장애를 받는 것) – 안장 상부 종양(두개인두종, 배세포종양) – 육아종성 병변(사르코이드증, 랑게르한스세포조직구증) – 외상, 방사선, 선천기형 등의 체질적 변화(뇌종양 등) • 뇌하수체성(뇌하수체 자체가 장애를 받는 것) – 뇌하수체선종 – Sheehan 증후군(분만 후 괴사) – 림프구성 뇌하수체염 등

증 상	**일반적인 증상** • 경도~중등도의 빈혈 • 정신증상 : 무관심, 무욕, 감정둔마, 우울감 • 뇌하수체성 혼수 • 요붕증 • 식욕부진, 야윔 • 식욕항진, 비만 • 체온이상 • 발한이상 **결핍되는 호르몬에 따른 증상** • 성장호르몬(GH) 결핍 : 소아에서는 성장 장애, 성인에서는 근육 및 골밀도 감소, 운동능력 감소, 정신장애 등 • 성선자극호르몬(FSH, LH) 결핍 : 발기부전, 음모 소실, 불임, 무월경 등 • 갑상선자극호르몬(TSH) 결핍 : 소아에서는 성장 및 정신발달 장애, 성인에서는 전신 부종, 피로, 변비 등 • 부신피질자극호르몬(ACTH) 결핍 : 피로, 저혈압, 구토, 의식저하, 성욕 감퇴 등 • 항이뇨호르몬(ADH) 결핍 : 중추성 요붕증, 다뇨, 다음, 야뇨
진 단 및 검 사	• 내분비학적 검사 소견 – 전엽호르몬의 혈중농도 저하 – 분비자극 시험 – 표적장기가 내분비선인 경우, 그곳에서 분비되는 호르몬도 감소된다. – 결핍되어 있는 뇌하수체호르몬을 투여하면 표적장기로부터 호르몬이 분비되는 것을 볼 수 있다. • 일반 혈액검사에서 경도의 빈혈 • 두부 X–선 소견 : 안장(Sella turcica)의 단순 촬영, 뇌혈관 촬영, CT, MRI
치 료	**원인요법** • 종양의 경우 종양적출술, 방사선요법 • 원인이 분명한 결핵·사르코이드증 등에는 약물요법 **보충요법** • 결핍된 호르몬 보충 : 결손된 상위호르몬에 대응하는 하위호르몬 보충

2. 뇌하수체 기능저하증의 간호중재

간호문제	간호진단	간호목표
〈뇌하수체 기능저하증의 주요 양상〉 **뇌하수체 전엽** •성장호르몬(GH)의 결핍 - 소아 : 난쟁이증 - 성인 : 기면, 체중증가, 미숙한 노화, 생식 기능 상실 •부신피질자극호르몬(ACTH)의 결핍 - 애디슨병 : 코르티솔과 알도스테론 감소, MSH 증가 •갑상선자극호르몬(TSH)의 결핍 - 갑상선 활동 감소 ; BMR 감소 ; 체중증가 ; 심박출량, HR, BP 감소 ; 뇌활동 감소, 졸림 •프로락틴(Prolactin)의 결핍 - 유즙이 너무 적음 •성선자극호르몬(FSH,LH)의 결핍 - 늦은 사춘기, 프로게스테론과 테스토스테론의 감소로 인한 무월경증 **뇌하수체 후엽** •옥시토신(Oxytocin)의 결핍 - 출산지연, 유즙 감소 •항이뇨호르몬(ADH)의 결핍 - 요붕증, 희석된 소변, 소변량 증가	•뇌하수체 기능저하증의 증상은 결핍된 호르몬과 질환의 시작 연령에 따라 다르게 나타난다. - 성장 호르몬의 선천적 부족 혹은 뇌내 종양의 발달, 뇌막염 등으로 인해 성장이 억제되어 단신(왜소증)인 경우가 많다. - 성선자극호르몬(FSH, LH)의 결핍으로 불임, 성욕 감퇴, 2차 성징의 감소가 나타난다. - 남성의 경우 체모 상실 - 여성의 경우 무월경, 성교 곤란증, 불임 등의 증상 - 갑상선자극호르몬(TSH)의 결핍으로 갑상선 기능저하증 - 부신피질자극호르몬(ACTH)의 합성 감소로 부신부전 초래 - 산후 여성의 경우 프로락틴 결핍으로 인한 유즙분비 감소 - 종양으로 인한 뇌하수체 기능저하증의 신경학적 변화는 시각변화로 시작된다. 따라서 대상자의 시력 변화 혹은 소실 여부를 사정하고 복시, 안근마비 및 측두통의 여부를 확인한다.	•종양 등의 원인 요인을 제거한다. •치료로 부족한 호르몬을 대체한다.

간호수행

- 뇌하수체 기능저하증의 치료는 우선, **종양 등의 원인 요인을 가능한 한 제거**하고 **부족한 호르몬을 평생 동안 대체**하는 것이다.

증상에 따른 주입 호르몬은 다음과 같다.
- 속발성 부신부전 : 코르티코스테로이드
- 점액수종 : 갑상선 호르몬
- 성선기능 저하증 : 성호르몬(전립선암 환자인 경우, 성호르몬 치료는 금기이다.)
  남성 : 안드로겐(테스토스테론)
  여성 : 에스트로겐, 프로게스테론 병합 치료

뇌하수체기능저하증 포인트 리뷰

셀프 복습 문제

개요

01 뇌하수체기능저하증에 대해 간략히 기술해보자.

– 뇌하수체 기능저하증이란 ______________의 분비가 저하된 상태를 말한다. 원인에 따라 시상하부성과 뇌하수체성으로 분류하며, 결핍되는 호르몬의 수에 따라 범뇌하수체 기능저하증, 부분적 뇌하수체 기능저하증, 뇌하수체호르몬 단독결손증으로 분류한다.

원인

02 뇌하수체기능저하증의 원인으로 옳은 것을 모두 골라보자.

① 심한 출혈
② 비분비성 종양에 의한 압박
③ 뇌하수체 부위의 뇌졸중
④ 세포파괴
⑤ 두부 외상, 뇌수술, 방사선 요법
⑥ 만성 염증성 질환(결핵, 매독)

정답

01 뇌하수체전엽호르몬

02 ①, ②, ③, ④, ⑤, ⑥

증상

03 뇌하수체기능저하증의 증상을 기술해보자.

① 경도~중등도의 ________

② 정신증상: ________, ________, ____________, ________

③ 뇌하수체성 혼수

④ 요붕증

⑤ 식욕부진, 야윔

⑥ 식욕항진, 비만

⑦ 체온이상

⑧ 발한이상 등

치료 및 간호

04 뇌하수체기능저하증의 치료와 간호에 대해 기술해보자.

① 종양의 경우 ____________, ____________

② 약물요법 : 원인이 분명한 결핵·사르코이드증 등

③ 보충요법 : 결손된 상위호르몬에 대응하는 하위호르몬 보충

a) 속발성 부신부전 : ____________

b) 점액수종 : ____________

c) 성선기능 저하증 : 성호르몬(________ 환자인 경우, 성호르몬 치료는 금기이다.)

– 남성 : ________________

– 여성 : __________, ____________ 병합 치료

정답

03 ① 빈혈
② 무관심, 무욕, 감정둔마, 우울감

04 ① 종양적출술, 방사선요법
③ a) 코르티코스테로이드
b) 갑상선호르몬
c) 전립선암, 안드로겐(테스토스테론), 에스트로겐, 프로게스테론

핵심 정리 문제

01 뇌하수체 기능저하증의 원인으로 옳지 않은 것은?

① 뇌종양 방사선 치료
② 분비성 뇌하수체 선종
③ 두부 외상 및 뇌수술
④ 비분비성 부위의 뇌졸중
⑤ 분만 후 뇌하수체 손상

02 다음 중 뇌하수체 기능저하증의 증상이 아닌 것은?

① 신진대사 저하로 추위를 많이 탄다.
② 정신발달 장애가 나타난다.
③ 발기부전, 무월경, 성욕감퇴 등
④ 쉽게 피로를 느낀다.
⑤ 소변량이 감소한다.

03 뇌하수체 전엽 호르몬의 영향을 받는 기관이 아닌 것은?

① 고환
② 난소
③ 갑상선
④ 부신피질
⑤ 부신수질

정답

01 ②
비분비성 뇌하수체 선종에 의한 압박이 원인이 된다.

02 ⑤
항이뇨호르몬(ADH)이 결핍되면 다뇨가 나타난다.

03 ⑤
부신수질에서 분비되는 에피네프린과 노르에피네프린은 자율신경계에 의해 조절된다.

갑상선기능항진증 간호관리

1. 병태생리로 보는 갑상선기능항진증

갑상선기능항진증이란 갑상선 기능이 항진되어 갑상선 호르몬의 혈중농도가 높은 수치를 나타내는 질환으로 20~50대 여성에게서 자주 발병한다.

병 인	• 갑상선 자극작용을 갖는 갑상선 자가항체에 의한 일종의 자가면역질환이다. • 갑상선조직에서의 호르몬 생산항진

병 태	• 갑상선 자극물질(주로 IgG)이 갑상선을 자극하여 갑상선호르몬의 생산을 증가시킴. • 갑상선기능항진증을 일으키는 질환 – Grave병, Plummer병 – 뇌하수체 TSH 생산종양 – 이소성 TSH 유사물질에 의한 속발성 갑상선 기능항진증 – 시상하부성 갑상선기능항진증

증 상	**갑상선종(Goiter):** 갑상선호르몬의 대량생산으로 갑상선이 커진다. **눈증상:** 고도의 안구돌출, 눈꺼풀부종, 결막충혈 등 **피부증상:** 발한이 증가하고 말초혈관이 확장됨(손바닥이 촉촉하다) **심혈관계:** 빈맥, 심계항진, 호흡곤란, 맥압이 증가 **소화기계:** 다식증상, 체중감소, 배변횟수 증가, 설사 등 **신경계:** 정서가 불안정하여 신경질적이 되며 우울상태가 됨, 수면장애 **근육계:** 전신권태감, 저칼륨성 주기성 사지마비 **골격계:** 뼈흡수와 뼈형성이 촉진됨(경도의 고칼슘혈증) **신장:** 월경주기 이상, 성욕저하 **내분비계:** 코르티솔의 생산, 대사, 배설의 증가(혈중 코르티솔 수치가 저하됨) **대사계:** 유리지방산이 상승하고 콜레스테롤은 저하. 대사율 증진으로 인한 체온상승, 더위를 참지 못함.

진 단 및 검 사	**진단** • 안구돌출, 갑상선종, 빈맥: 갑상선기능항진증의 원인인 Graves병의 3대 증상 •방사선 요오드 스캔 •혈액검사 : TSH(갑상선자극호르몬), $T_3 \cdot T_4$(갑상선 호르몬)
치 료	• 항갑상선제에 의한 치료 • 방사성 요오드(^{131}I)에 의한 치료(임신 시 방사성 요오드의 투여는 절대 금지) *방사성 요오드 치료법은 확실한 치료법이지만 갑상선기능저하증 발생 위험의 부작용이 있다. • 갑상선부분절제술(완전 절제 시에는 갑상선 호르몬을 평생 인공 보충) •임신 시에도 치료는 이루어진다. •출산 후 수유는 금지(항갑상선제는 젖 속으로 배설되기 때문임)

2. 갑상선기능항진증의 간호중재

간호문제	간호진단	간호목표
• 약의 복용중단이나 잘못된 일상생활습관에 관련된 증상악화 • 합병증	• 적절한 약물 복용과 생활 습관 개선에 대한 지식부족	**적절한 약물 복용과 생활 습관 개선** • 적절한 복약 행동과 그 중요성을 이해할 수 있다. • 잘못된 일상생활 행동의 치료와 증상에 미치는 영향이나 적절한 일상생활 행동을 이해할 수 있도록 한다.
• 안구 돌출, 갑상선 비대	• 신체구조, 기능변화와 관련된 신체상 장애	**신체 변화 개선** • 증상과 신체 이미지에 대한 자신의 생각을 표출할 수 있고 그에 대한 대처 행동을 취할 수 있게 된다.
• 정상 체중보다 20%이상 적은 체중, 설사	• 대사항진, 설사와 관련된 영양부족	**충분한 영양 섭취** • 식사 섭취, 수분 섭취의 필요성을 이해하고 필요한 영양분 섭취가 가능하다.

간호수행

1. 수술 전 간호

- 항갑상선제 투여(갑상선의 과잉활동 억제)
- 요오드제 투여(갑상선의 크기와 혈관 분포를 감소시켜 수술 시 출혈 방지)

※ 치아착색 방지를 위해 요오드 용액 투여 시 빨대를 사용한다.

2. 수술 후 간호

- 합병증 증상을 관찰한다(쉰목소리 등의 후두신경 손상 증상, 출혈 또는 조직부종, 호흡부전 등).
- 갑상선에 근접한 회귀후두신경의 기능을 확인한다.
- 환자의 심신을 안정시킬 수 있는 환경을 제공한다.
- 발한증상을 완화시키기 위해 목욕을 자주 시키고 면섬유 옷으로 갈아입혀 청결한 환경을 유지한다.
- 환자의 수척함이 현저한 경우에는 매트리스 등으로 안락한 자세가 유지될 수 있도록 도와주고 동시에 뼈 돌출부의 욕창을 예방한다.
- 항갑상선 약제(Propylthiouracil 등)를 투여한다(점차 용량을 감량하여 일정량 유지).
- 갑상선기능항진증 환자의 안구돌출증에 대한 간호중재로 침상 머리를 높이고, 처방에 따라 안연고, 인공 누액 등을 사용한다.
- 각막건조 예방을 위해 바람이나 햇빛을 차단하도록 색안경을 착용하도록 한다.

3. 방사선 치료

- 방사선 요법 치료를 받고 나면 갑상선 부위에서 약간의 방사능이 유출되므로 2~3일간 격리치료를 하도록 한다.
- 식기는 개인 물품을 따로 사용하도록 하고 신체접촉을 피한다.

4. 적절한 약물 복용과 생활 습관 개선

- 부작용이 나타날 때 즉시 의사에게 알리고 신속하게 대처한다.
- 알코올은 빈맥이나 열감 등 증상을 악화시키므로 음주를 자제하도록 하고, 흡연은 호흡·순환기계 증상을 악화시키고 안구 돌출을 악화시키므로 금연하도록 하며, 요오드가 포함된 식품을 과잉 섭취하지 않도록 한다.
- 약은 지시된 처방에 의해 복용하게 하고, 증상이 개선되었다고 복용을 중단하지 않도록 교육한다.
- 부작용이 나타나면 즉시 간호사나 의사에게 알리도록 하고, 외래 통원의 경우는 곧바로 진찰을 받도록 하며, 특히 고열이 나타나면 즉시 진찰을 받도록 교육한다.
- 신경과민과 흥분 등 정서변화가 나타나므로 심신 안정을 도모하는 환경을 제공한다.

5. 신체 변화 개선

- 각막건조, 눈부심 예방을 위해 선글라스를 착용하도록 한다.
- 안검/눈꺼풀 하강 부전이나 눈 깜짝임의 감소가 보일 때는 인공누액 및 안연고를 사용하여 각막을 보호한다.
- 침상머리를 높여 부종을 예방한다.
- 갑상선 비대와 손 떨림 등의 증상은 치료에 의해 개선할 수 있다는 것을 설명하고,
  신체의 사소한 변화도 의사와 간호사, 가족과 상담하도록 교육한다.
- 활동과 휴식을 적절하게 조절하도록 한다.

6. 충분한 영양 섭취

- 고칼로리, 고단백, 고비타민, 무기질이 풍부한 균형 있는 식사를 제공하고, 카페인 섭취를 제한한다.
- 수분 섭취를 촉진하며(하루 4L) 수분 손실이 현저한 경우에는 처방에 의한 수액을 실행한다.
- 섬유질이 다량 함유된 음식은 위장 자극을 증가시켜 설사를 악화시킬 수 있으므로 제한한다.
- 땀이나 설사로 수분이나 전해질의 균형이 무너지기 쉽다는 것에 대해 설명한다.
- 나트륨이나 칼륨이 포함된 스포츠 음료 등의 섭취와, 고칼로리, 양질의 단백질을 섭취하여 필요한 칼로리(1일 4~5000kcal)를 얻도록 교육한다.

갑상선기능항진증 포인트 리뷰

셀프 복습 문제

개요

01 갑상선기능항진증에 대해 간략히 기술해보자.

① ____________의 과잉분비로 나타나는 질환으로, 대부분의 증상이 대사항진과 관련된다.

② ______________, __________, _________의 3징후가 동반되면 그레이브스 병(Grave's disease)이라고 한다.

증상

02 갑상선기능항진증의 증상을 알아보자.

① 소화기 증상: ________, _________ 등

② 눈 증상: ________, __________, ________ 등

정답

01 ① 갑상선 호르몬
② 갑상선기능항진증, 갑상선종, 안구돌출

02 ① 다식, 체중감소
② 안구돌출, 눈꺼풀부종, 결막충혈

간호

03 갑상선기능항진증의 간호에 대해 기술해보자.

① 수술 전 간호

a) ________ 투여(갑상선의 과잉활동 억제)

b) ________ 투여(갑상선의 크기와 혈관 분포를 감소시켜 수술 시 출혈 방지)

*치아착색 방지를 위해 ________ 투여 시 빨대를 사용한다.

② 수술 후 간호

a) 갑상선에 근접한 ________의 기능을 확인한다.

b) 발한증상을 완화시키기 위해 목욕을 자주 시키고 ______으로 갈아입혀 청결한 환경을 유지한다.

c) 항갑상선 약제(________ 등)를 투여한다(점차 용량을 감량하여 일정량 유지).

d) 갑상선기능항진증 환자의 안구돌출증에 대한 간호중재로 침상 머리를 높이고, 처방에 따라 ________, ________ 등을 사용한다.

e) 각막건조 예방을 위해 바람이나 햇빛을 차단하도록 ____을 착용하도록 한다.

③ 식이요법

a) ________, ________, ________, ________ 식이

b) 위장 자극 감소를 위해 과도한 ________ 섭취 제한

c) ________ 함유 식품 섭취 제한

d) ______ 섭취 증가(하루 4ℓ)

정답

03 ① a) 항갑상선제
b) 요오드제, 요오드 용액
② a) 회귀후두신경
b) 면섬유 옷
c) Propylthiouracil
d) 안연고, 인공 누액
e) 색안경
③ a) 고단백, 고탄수화물, 고비타민, 무기질
b) 섬유소
c) 카페인
d) 수분

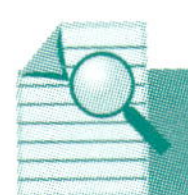

핵심 정리 문제

01 갑상선기능항진증 환자에게서 안구돌출증이 나타날 때의 간호중재로 옳지 않은 것은?

① 처방에 따른 인공누액, 안연고 등을 투여한다.
② 눈부심 방지를 위해 선글라스를 착용하도록 한다.
③ 침상머리를 수평으로 유지한다.
④ 염분 섭취를 줄인다.
⑤ 처방된 이뇨제를 복용하도록 한다.

정답

01 ③

부종을 예방하기 위해 침상머리를 높여준다.

* 갑상선기능항진증 환자의 안구에 대한 간호중재
  - 안검부종 완화를 위해 처방된 이뇨제 투여
  - 처방에 따른 인공눈물 및 안연고 점적
  - 침상머리를 높여 부종 예방
  - 바람 및 햇빛을 차단하기 위해 선글라스 착용
  - 염분 섭취를 줄여 부종 예방

02 갑상선기능항진증 환자에게 적용할 간호중재로 옳지 않은 것은?

① 발한증상을 낮추기 위해 목욕을 자주 하도록 한다.
② 소화를 돕기 위해 섬유소가 풍부한 식단을 제공한다.
③ 심신안정을 도모할 수 있는 환경을 조성한다.
④ 수분 섭취를 촉진하고 고열량, 고단백 식이를 제공한다.
⑤ 병실 온도는 서늘하게 유지한다.

02 ②

섬유질의 다량 섭취는 장 운동을 증가시켜 설사를 악화시킬 수 있으므로 제한한다.

* 갑상선기능항진증 환자는 신진대사증진으로 쉽게 지치고 더위에 약해지며 발한증상이 나타난다. 그러므로 병실온도는 서늘하게 유지하고 자주 목욕을 하여 청결한 환경을 유지하도록 한다.

03 갑상선기능항진증 환자의 약물치료에 대한 내용으로 옳지 않은 것은?

① Prophylthiouracil(PTU) 등의 항갑상선제를 투여한다.
② 투여 후 갑상선 기능이 정상 상태가 되면 용량을 점차 감소시켜 정량으로 투여한다.
③ 약물이 태반을 통과해 태아에게 영향을 미치므로 임신 전 의사와 상담한다.
④ 고열과 인후통 등의 증상이 나타나면 즉시 보고하도록 환자에게 교육한다.
⑤ 평생 투약해야 하므로 환자에게 약물 보관방법 및 부작용 등을 교육한다.

정답

03 ⑤

PTU는 12~18개월 정도 시행하여 호르몬이 정상화되면 투여 중단한다.

04 갑상선기능 조절 약제인 Prophylthiouracil에 대한 내용으로 옳지 않은 것은?

① 약제는 차광용기에 보관한다.
② 약제의 흡수를 높이기 위해 식전 공복 시 투여한다.
③ 부작용인 모발 손실, 미각 감소 등이 나타나는지 살핀다.
④ 무과립세포증의 징후인 열, 인후통, 피부발진 등의 증상을 관찰한다.
⑤ Prophylthiouracil(PTU)는 항응고제의 효과를 증가시키는 작용을 한다.

04 ②

약제는 식사와 함께 투여하거나, 주스나 우유에 희석하여 식후에 투여한다.

05 **갑상선절제술을 받은 환자를 간호할 때 확인해야 하는 환자의 기능은?**

① 후두신경
② 시각신경
③ 후각신경
④ 미각신경
⑤ 배설기능

06 **갑상선절제술 후의 간호로 옳지 않은 것은?**

① 안정 시까지 15분마다 활력징후를 측정한다.
② 구강으로 수분을 투여한다.
③ 목 뒤와 어깨에 출혈이 있는지 살핀다.
④ 앙와위를 취하여 휴식하도록 한다.
⑤ 저칼슘혈증이 나타날 수 있으므로 증상을 관찰한다.

07 **갑상선절제술 후에 활력징후를 측정하는 이유는 무엇인가?**

① 테타니 증상 확인을 위해
② 신경마비 증상 확인을 위해
③ 의식 상태를 확인하기 위해
④ 통증의 정도를 확인하기 위해
⑤ 출혈 및 기도폐쇄 여부를 확인하기 위해

정답

05 ①
갑상선절제술 후 후두신경의 손상이 있는지 알아보기 위해 환자에게 반복적으로 말을 걸어 본다. 쉰목소리나 약한 목소리 등의 후두신경증상이 나타나면 보고한다.

06 ④
반좌위를 취하도록 한다. 목 옆에는 모래주머니를 두어 머리와 목을 부동시킨다.
* 수술 중 뜻하지 않게 부갑상선이 제거된 경우 저칼슘혈증성 테타니가 발생할 수 있는데 증상으로 신경계 근육연축 및 과다불안정이 나타난다.

07 ⑤
체온, 출혈, 기도폐쇄 등을 확인하기 위해 활력징후를 측정한다.

08 **갑상선기능항진증 환자의 방사선 요오드 치료에 대한 설명으로 옳지 않은 것은?**

① 수술 없이 갑상선 조직 파괴가 가능하다.
② 치료 전 2~3주 동안 요오드 함유 음식을 금지해야 한다.
③ 지속적인 격리가 반드시 이루어져야 한다.
④ 비교적 간단하고 경제적인 방법이다.
⑤ 갑상선기능저하증이 초래될 수 있다.

정답

08 ③

방사선 요오드 치료를 받은 환자는 갑상선 부위에서 약간의 방사선이 유출되므로 2~3일간 격리치료를 한다.

갑상선기능저하증 간호관리

1. 병태생리로 보는 갑상선기능저하증

갑상선기능저하증이란 갑상선 조직에서 T_3, T_4 호르몬의 합성이 저하되어 말초조직에서 호르몬 결핍으로 인한 다양한 증상이 나타나는 질환이다. 갑상선호르몬의 결핍으로 인해 조직의 대사가 느려지고, 열 생산이 감소하며 조직의 산소소모 감소를 초래한다.

병 인	**원발성** • 갑상선조직의 감소(조직의 파괴) • 갑상선호르몬 합성의 장애 **속발성** • 시상하부-뇌하수체계의 장애 • 갑상선호르몬 불응증(Refetoff 증후군)
병 태	• 항갑상선항체 그 자체가 원인이 되어 염증을 일으킴. • 염증이 생기면 림프구가 침윤되어 갑상선 여포세포를 파괴함. • 갑상선조직(주로 간질)을 섬유화시킨다. • 갑상선 기능저하
증 상	**성인형 갑상선기능저하증의 증상** • 추위를 많이 탄다(열 생산의 저하). • 피부 건조(발한이 적다) • 점액수종(피하조직에 무코다당이 침착됨) • 서맥(심막내강에 액체가 저류) • 고혈압 • 고콜레스테롤혈증(동맥경화의 촉진) • 식욕부진(변비), 체중증가 • 월경과다, 무월경, 성욕감퇴

증 상	**크레틴증(선천적인 갑상선호르몬 결핍으로 인해 신생아에게 발생)의 증상** • 저신장 : 몸통에 비해 사지가 짧고 머리부분이 크다. • 지능저하 • 지연성 황달
진 단 및 검 사	**진단** • 빈혈 • 혈청 콜레스테롤의 높은 수치 • 혈청CK의 높은 수치 • 혈청 ALT, AST의 높은 수치 • 혈중 젖산탈수효소(LDH)의 높은 수치 **검사** • 갑상선기능검사(혈중 T_3, T_4는 낮은 수치)
치 료	• 갑상선호르몬제의 투여〔(건조갑상선 분말, Thyroxine(T_4), Trilodothyronine(T_3)〕 – 처음에는 소량으로 시작하여 서서히 양을 늘린다(갑상선 기능저하증이 진행되면 관상동맥경화증이 나타나 관상동맥의 협착을 초래하기 때문). * Graves병의 경우: 처음에는 대량을 투입하여 서서히 줄여간다.

2. 갑상선기능저하증의 간호중재

간호문제	간호진단	간호목표
• 심박출량의 감소 및 신경대사 이상증상 • 활동성 저하, 정신활동 불가	• 지각장애 또는 근력저하로 인한 활동의 지속성 장애	• 신체상태에 따라 할 수 있는 일과 할 수 없는 일의 범위를 정하여 여유를 가지고 생활할 수 있도록 한다.
• 약물의 부작용으로 일상생활의 지장 초래 • 권태감 호소 • 호르몬 수치의 저하	• 약물요법에 대한 지식부족	• 적절한 복약으로 최대한의 치료효과가 나타나도록 한다.

간호문제	간호진단	간호목표
•음식물 위험인자에 대한 이해 부족	•치료 음식에 대한 지식 부족	•치료 음식의 필요성을 이해하고 음식의 내용 및 섭취량에 관한 적절한 지식을 습득한다.
•정상범위 이하의 저체온이나 오한 •창백, 홍조, 안색 불량 증상	•대사율의 저하에 의한 저체온	•적절한 보온 방법을 습득하여 저체온을 예방한다.
•복부위화감, 배변횟수 감소	•대사율의 저하에 의한 변비	•식사, 수분섭취, 배변습관을 정리하여 규칙적인 배변이 가능하도록 한다.

간호수행

1. 정상적인 일상생활 회복

- 안정 시와 활동 시의 호흡상태 및 순환상태(맥박, 혈압)를 관찰하고, 환자와 가족과 함께 일상생활의 행동범위를 조정하며, 약의 효과에 맞는 생활을 조절할 수 있도록 교육한다.

2. 복약 부작용 제거

- 대사율의 급격한 변화에 의한 증상 관찰 : 두통, 협심증
- 갑상선호르몬에 의한 대사율 상승 증상 관찰 : 빈맥, 호흡수 증가, 불면, 발열, 설사, 골밀도 감소 등이다.
- 환자나 가족이 올바른 약의 복용을 이해하고 자기관리를 할 수 있는 방법과, 맥박수 이상의 확인 방법을 교육한다.

3. 적절한 영양 섭취

- 행동의 변화(흥분, 혼란, 환상, 망상), 극도의 피로, 스트레스, 식욕을 관찰하고,
  섬유질 식품 및 영양가가 높은 음식(저칼로리, 고단백, 고섬유소 식이)을 조금씩 섭취하도록 한다.
- 셀레늄이 많이 포함된 음식을 먹도록 한다(고구마, 가지, 연근, 새우, 멸치 등).
- 대두, 흰무, 양배추, 땅콩, 복숭아 등의 섭취를 피하도록 교육한다.

4. 정상 대사율 회복

- 거주환경의 온도를 높이고, 옷을 껴입도록 하며, 모자나 장갑 등을 착용하도록 한다.
- 식이섬유가 많은 음식을 먹도록 하고, 적당한 운동을 권한다.
  변비의 원인을 설명하고, 배변습관이 확립될 수 있도록 교육한다.

갑상선기능저하증 포인트 리뷰

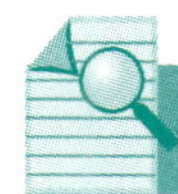

셀프 복습 문제

개요

01 갑상선기능저하증에 대해 간략히 기술해보자.

- ____________________으로 인해 조직의 대사가 느려지고, 열 생산이 감소하며 조직의 산소소모 감소를 초래하는 증상이다.

증상

02 갑상선기능저하증의 증상으로 옳은 것을 모두 골라보자.

① 더위에 민감
② 저혈압을 동반하는 혼수
③ 창백하고 건조한 피부
④ 빠른 맥박, 가쁜 호흡
⑤ 식욕 감퇴
⑥ 체중 감소
⑦ 근육통, 관절통
⑧ 불임, 성욕 감퇴
⑨ 장폐색, 복부팽만, 변비

정답

01 갑상선호르몬의 결핍

02 ②, ③, ⑤, ⑦, ⑧, ⑨
* ① 열 생산이 저하되어 추위를 많이 탄다.
* ④ 느린 맥박, 저호흡이 나타난다.
* ⑥ 체중은 증가한다.
* ⑨ 장운동 저하로 인해 장폐색, 복부팽만, 변비 등이 나타난다.
* 기타 증상 : 점액성 부종, 혈청 중성지방 및 혈청 콜레스테롤 증가, 심혈관 질환 발생 증가

치료 및 간호

03 갑상선기능저하증의 치료와 간호에 대해 기술해보자.

① 치료 : 갑상선 호르몬 투여(소량에서 점차 양 늘려 일정량 유지)

- ____________________의 경우 : 처음에는 대량을 투입하여 서서히 줄여간다.
- ____________의 경우 : 처음에는 소량으로 시작하여 서서히 양을 늘린다(갑상선기능저하증이 진행되면 관상동맥경화증이 나타나 관상동맥의 협착을 초래하기 때문).

② 간호 관리

a) ____________, ____________, __________ 식이 제공

b) 따뜻한 환경과 충분한 ________ 공급

정답

03 ① 갑상선기능항진증(Graves병), 갑상선기능저하증
② a) 저칼로리, 고단백, 고섬유소
b) 수분

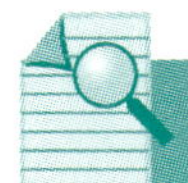

핵심 정리 문제

01 갑상선기능저하증의 증상으로 옳지 않은 것은?

① 식욕이 줄어든다.
② 성욕이 감퇴한다.
③ 체중이 증가한다.
④ 더위를 많이 탄다.
⑤ 피부가 건조해진다.

02 갑상선기능저하증 환자에게서 나타나는 증상은?

① 장연동운동 감소
② 갑상선 비대
③ 신경과민
④ 안구돌출
⑤ 식욕 증가

03 갑상선기능저하증 환자에게 투여하는 Synthyroid 복용 시 교육해야 할 내용으로 옳지 않은 것은?

① 평생 매일 투약해야 한다.
② 약효를 높이기 위해 아침 공복에 투약한다.
③ 매일 같은 시간에 투약하는 것이 좋다.
④ 저칼로리, 고단백, 고섬유질 식이를 섭취하도록 한다.
⑤ 골다공증 예방을 위해 칼슘제와 함께 복용한다.

정답

01 ④
갑상선기능저하증에서는 열 생산의 저하로 추위를 많이 타는 증상이 나타난다.

02 ①
갑상선기능 저하증에서는 장연동운동 감소, 기초대사량 감소, 서맥, 저체온, 피부 건조, 식욕 및 성욕 감퇴, 체중증가 등의 증상이 나타난다.
②, ③, ④, ⑤는 갑상선기능항진증의 증상으로 나타난다.

03 ⑤
칼슘, 비타민, 미네랄, 제산제 등은 Synthyroid 흡수를 방해하므로 복용 전후로 4시간 간격을 두고 섭취하도록 한다.

04 **갑상선기능저하증 환자의 간호중재로 옳지 않은 것은?**

① 적당한 운동을 하도록 권한다.
② 식이섬유가 많은 음식을 섭취하여 변비를 예방하도록 한다.
③ 고단백, 고칼로리 식단을 권장한다.
④ 안정 시와 활동 시의 호흡 및 맥박, 혈압 등을 관찰한다.
⑤ 열 생산 저하로 추위를 많이 타므로 따뜻한 환경을 만들어 준다.

정답

04 ③
갑상선기능저하증 환자에게는 저칼로리, 고단백, 고섬유소 식이를 권장한다.

부갑상선기능항진증 간호관리

1. 병태생리로 보는 부갑상선기능항진증

부갑상선 기능항진증에는 원발성(primary)과 속발성(secondary)의 두 가지가 있다. 원발성 부갑상선 기능항진증은 부갑상선호르몬(PTH)의 과잉분비로 순환혈청 내의 칼슘농도가 증가하고, 인 농도가 감소하는 질환이다. 속발성 부갑상선 기능항진증은 혈중 칼슘의 저하에 대한 반응으로 PTH의 증가가 나타난다.

병 인	• 선종(압도적으로 많다) • 과형성 • 암(드물다)
병 태	부갑상선의 종양 및 과형성 → PTH자율성 과잉분비 → 높은 수치의 혈청 칼슘
증 상	• 고칼슘혈증에 의한 증상 – 소화기 증상: 오심 및 구토, 복통 – 신장 증상: 구갈, 다음 및 다뇨, 탈수, 요로결석 – 신경, 근육 증상: 근위근의 근력저하, 권태감, 피로감 증가 – 심장 증상: 심전도 이상 • 뼈변화 – 섬유성 골염, 골다공증 변화
진 단 및 검 사	**진단검사** • 부위 진단: CT, MRI, scintigraphy, 혈관 조영으로 종양 존재 부위를 확인 • 코르티솔 시험 **검사소견** • 혈중 칼슘 농도 상승, 혈중 인 농도 저하 • 혈청 알칼리인산분해효소(ALP) 상승 • 요중 Ca 상승 • 요중 인의 높은 수치, %TRP의 저하 • 고염소혈증, 대사산증 • 코르티솔 시험에 무반응

치 료	• 부갑상선절제술: 원발성 갑상선기능항진증에서는 외과적으로 원인을 치료해야만 한다. – 선종의 경우 부위 진단이 확실하면 쉽게 절제 가능 – 과증식의 경우 4개의 부갑상선 중 3개를 절제하고 마지막 한 개를 1/2 또는 3/4 절제 – 암의 경우 주변의 림프절을 충분히 제거 • 수술이 필요하지 않은 환자는 혈청 칼슘, 혈청 크레아티닌을 매년 측정한다. • 이뇨제(thiazides는 투여 금지), 배변완화제 투여

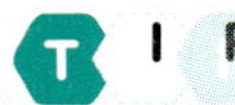

비교 – 속발성 부갑상선기능항진증

병인	• 부갑상선 이외의 병변에서 유래하는 저칼슘혈증 – 원인질환: 만성 신부전(가장 많다), 비타민 D 작용부전, PTH 불응증, 약제성 등
병태	• 부갑상선 이외의 병변에 의한 저칼슘혈증 → 보상성 PTH 생산 항진 → 낮은 수치 ~ 정상치의 혈청 칼슘
증상	• 이소성 석회화에 의한 증상 : 혈중의 인이 뼈흡수에 의해 생긴 칼슘과 결합해 관절 주위, 피부, 결막, 혈관벽에 침착하고 관절통, 피부소양 등의 증상이 발생한다. • CKD-MBD(만성 신부전의 경우)
진단 및 검사	• **검사소견** – 저칼슘혈증, 고인산혈증 – PTH의 증가
치료	• 저칼슘혈증 교정: 칼슘제제 투여, 비타민 D 투여 • 고인산혈증인 섭취 제한

2. 부갑상선기능항진증의 간호중재

간호문제	간호진단	간호목표
• 부갑상선 기능항진증 일부 환자는 무증상일 수 있다. • 골질환, 신장, 소화기, 신경계 이상으로 다양한 증상이 나타난다. • 골질환 증상으로 요통, 관절통, 골절이 유발될 수 있다. • 신장 침범으로 다뇨, 다음, 소변내 결석, 질소혈증, 신성 고혈압이 나타날 수 있다. • 고칼슘혈증으로 인해 갈증, 식욕부진, 변비, 오심, 마비성 장폐색 등의 소화기 증상이 나타난다.	**내과적 간호진단** • 병리적 골절을 초래하는 뼈의 탈무기질화와 관련된 신체손상 위험성 • 요결석, 배뇨시 동통, 혈뇨, 경련을 초래하는 고칼슘혈증과 과인산염뇨증으로 인한 신장침범과 관련된 배뇨장애 • 식욕부진 및 오심과 관련된 영양부족 • 고칼슘혈증의 위장관계 부작용과 관련된 변비 **외과적 간호진단(부갑상선절제술)** • 수술 전 약물에 대한 민감도와 수술 후 합병증과 관련된 신체손상 위험성	**내과적 간호목표** • 병리적 골절, 고칼슘혈증으로 인한 신체 손상이 없다. • 결석이 없이 1~2ml/kg/kr의 소변 생성으로 정상적인 배뇨습관을 회복한다. • 적절하게 음식을 섭취하며, 오심이 없고 이상체중을 회복, 유지한다. • 정형화된 장운동으로 정상적인 배변 습관을 유지한다. **외과적 간호목표** • 수술 전 약물 반응이 없고, 수술 후 호흡기 문제, 출혈 및 저칼슘혈증이 없어 신체 손상을 경험하지 않는다.

간호수행

내과적 간호

신체손상 위험성에 대한 간호중재

- 골절 예방을 위해 침상을 낮게 하고 침상 난간을 올려둔다.
- 심각한 골다공증 및 병리적 골절이 있으면 보조장치를 사용하도록 한다.
- 환자의 가정환경을 사정하고 안전한 환경을 유지하도록 교육한다.
- 욕실에서 보조난간, 침상용 변기, 보행보조기 등의 사용을 권한다.

배뇨장애에 대한 간호중재

- 하루 3,000mL의 수분섭취를 권장한다.
- 요석증을 예방한다.
- 산성뇨는 신결석 형성을 예방하므로 요의 산성화를 촉진하는 덩굴월귤주스, 서양자두 주스를 섭취하도록 권장한다.
- 요중 혈액 및 신산통 여부를 관찰한다.

영양부족에 대한 간호중재

- 저칼슘 식이를 권장한다.
- 위장관계 증상 완화를 위해 우유와 유제품을 제한한다.
- 충분한 칼로리를 섭취하도록 하며, 필요하면 영양사와 상의하도록 한다.

변비에 대한 간호중재

- 뼈질환 정도가 허용하는 범위 내에서 대상자의 활동을 유지하도록 한다.
- 수분 섭취 및 섬유성 식이를 증가하도록 한다.
- 하루에 6~8잔 이상의 물을 마시도록 한다.
- 변비가 지속되면, 변연화제를 투여한다.

외과적 간호

신체손상 위험성에 대한 간호중재

- Digitalis를 투여한다.
  - 고칼슘혈증 환자는 강심제에 민감하고 독성 증상이 빠르게 진전될 수 있으므로 주의를 요한다.
- 수술 후 합병증을 감시한다.
  - 수술 직후에는 갑상선절제술과 동일하게 간호를 수행한다(출혈, 기도 폐쇄, 재발성 후두신경 손상, 경련, 호르몬 불균형의 징후가 있는지 주의 깊게 관찰한다).
  - 수술 후, 입 주위 및 손에 가벼운 저린감이 일시적으로 발생할 수 있다. 그러나 증상이 심하거나 지속되면 글루콘산 칼슘을 정맥으로 주입한다.
- 골다공증을 예방한다.
  - 부갑상선 제거는 뼈 용융을 감소시키고 뼈의 강화가 빠르게 진행되어 hungry bones 증후군을 경험할 수 있다(저칼슘혈증, 뼈에서 칼슘의 빠른 이용으로 심한 경련 유발 등의 징후가 나타난다). 따라서 골 질환이 있는 대상자는 주의 깊은 관찰이 필요하다.
  - 뼈의 재칼슘화로 인한 혈청 칼슘치 감소를 예방하기 위해 칼슘이 많이 함유된 음식을 섭취하도록 한다.
  - 경련 발생 시, 글루콘산 칼슘을 정맥으로 주입한다.
  - 뼈 조직이 정상화될 때까지 경구 칼슘제제를 복용한다.
  - 체중부하가 재석회화 과정을 촉진시킬 수 있으므로 수술 후 조기이상을 격려한다.
- 수술 직후와 칼슘 농도가 안정될 때까지 4시간 마다 혈청 칼슘 농도를 측정한다.
- 목 조직의 부종 및 출혈에 의한 기관 압박 및 그로 인한 호흡기 문제가 발생할 수 있으므로 이를 관찰한다.
- 목 드레싱을 수행하며, 비정상적 배액량 및 출혈 유무를 확인한다(배액은 1~5mL가 정상).

부갑상선기능항진증 포인트 리뷰

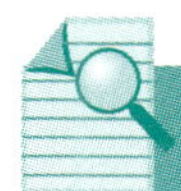

셀프 복습 문제

개요

01 부갑상선기능항진증에 대해 간단히 기술해 보자.

– 부갑상선 기능항진증에는 원발성과 속발성의 두 가지가 있다. 원발성 부갑상선 기능항진증은 __________의 과잉분비로 순환혈청 내의 ______ 농도가 증가하고 ____ 농도가 감소하는 질환이다. 속발성 부갑상선 기능항진증은 _________의 저하에 대한 반응으로 ________의 증가가 나타나는 것을 말한다.

증상

02 부갑상선기능항진증의 증상에 대해 나열해 보자.

진단

03 부갑상선기능항진증의 진단 검사에 대해 알아보자.

① 혈중 ________ 증가와 ____ 감소

② 혈중 ________________ 증가

③ 소변 내 _________ 증가

치료 및 간호

04 부갑상선기능항진증의 치료와 간호에 대해 기술해보자.

① 치료

– __________ 절제술

– __________, __________, __________ 투여

② 간호 관리

– __________ 식이 제공

– 하루 _______ 이상의 수분섭취

– 칼슘 상실로 인한 _______ 예방

정답

01 부갑상선호르몬(PTH), 칼슘, 인, 혈중 칼슘, PTH

02 오심, 구토, 식욕부진, 다뇨, 요로결석, 근력저하, 섬유성 골염 등

03 ① 칼슘, 인
② 알칼리 포스파타아제
③ 칼슘 · 인

04 ① 부갑상선,
이뇨제, 인, 칼시토닌
② 고섬유, 3ℓ, 골절

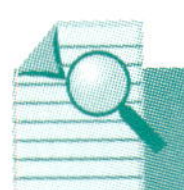

핵심 정리 문제

01 부갑상선 기능항진증을 진단할 수 있는 검사소견으로 옳은 것은?

① 요중 인 증가
② 요중 칼슘 감소
③ 혈중 칼슘 감소
④ 혈중 인 증가
⑤ 혈청 알칼리인산분해효소(ALP) 감소

정답

01 ①
* 부갑상선 기능항진증 진단검사 소견으로는 요중 인 및 칼슘 증가, 혈중 칼슘 증가, 혈중 인 감소, 혈청 ALP 증가가 있다.

02 부갑상선 기능항진증 환자의 식이요법으로 옳지 않은 것은?

① 저칼슘 식이를 권장한다.
② 우유와 유제품을 제한한다.
③ 하루 3L 정도의 수분섭취를 권장한다.
④ 알칼리성 식품을 제공한다.
⑤ 고섬유 식이를 제공한다.

02 ④
산성 식품을 제공한다. 산성뇨는 신결석 형성을 예방하므로 요의 산성화를 촉진하는 덩굴월귤주스, 서양자두 주스를 섭취하도록 권장한다.

03 부갑상선 기능항진증의 증상으로 옳지 않은 것은?

① 저칼슘혈증
② 무증상인 경우도 일부 있다.
③ 골다공증 변화
④ 변비
⑤ 다음, 다뇨

정답

03 ①

* 부갑상선기능항진증에서는 고칼슘혈증, 뼈변화로 인한 증상들이 나타난다. 일부 환자의 경우에는 무증상인 경우도 있으므로 관찰이 필요하다.
* 고칼슘혈증에 의한 증상
  - 소화기 증상: 오심 및 구토, 복통
  - 신장 증상: 구갈, 다음 및 다뇨, 탈수, 요로결석
  - 신경, 근육 증상: 근위근의 근력저하, 권태감, 피로감 증가
  - 심장 증상: 심전도 이상
* 뼈변화
  - 섬유성 골염, 골다공증 변화

04 부갑상선기능항진증 환자의 치료 및 간호 내용으로 옳지 않은 것은?

① 골절 예방을 위해 침대 높이를 낮추고 난간을 올린다.
② 고섬유 식이를 제공하고 하루 3,000mL 이상의 수분섭취를 권장한다.
③ 고칼슘, 고산성 식이를 제공한다.
④ 절대안정 시에는 뼈의 칼슘소실이 증가하므로 체중부하 운동을 하도록 한다.
⑤ 심각한 골다공증 및 병리적 골절이 있으면 보조장치를 사용하도록 한다.

04 ③

신장결석 예방을 위해 저칼슘, 고산성 식이를 권장한다. 칼슘석은 산성뇨에서 녹으므로 요의 산성화를 촉진하는 덩굴월귤주스, 서양자두 주스를 섭취하도록 권장한다.

부갑상선기능저하증 간호관리

1. 병태생리로 보는 부갑상선기능저하증

PTH 분비 부족으로 혈청 칼슘 농도가 저하하고 인 농도가 상승하여 저칼슘혈증, 고인산혈증을 초래하는 질환이다.
갑상선 수술 중 부갑상선이 함께 제거된 경우에 발생하기 쉬우며, 수술 후 반흔조직, 유전적 소인, 자가면역장애 등의 이유로도 일어난다.

병 인	• 선천적인 부갑상선 결손(Di George 증후군) • 자가면역성 부갑상선염 • 바이러스 등의 감염에 의한 부갑상선염

증 상	• 저칼슘혈증으로 인한 증상 – 지각신경의 흥분 : 지각 이상(저림) – 운동신경의 흥분 : tetany(통증성 근육경련) 초기–입 주위나 손발의 저림 후기–Chvostek's sign, Trousseau's sign, 전신경련 – 자율신경의 흥분 : 천식성 증상, 후두천명음, 협심증성 증상, 심전도상 QT 간격의 지연, 경련성 변비 – 중추신경의 흥분 : 초조, 주의산만, 화를 잘 냄, 신경질, 피해망상증 • 백내장 • 치아 발육부전 • 모발이상 • 대뇌기저핵의 석회침착 • 뇌파이상, 뇌압항진, 추체외로 증상 • 크보스텍 징후 : 귀 바로 앞부분의 안면신경부위 타진 시 같은 쪽의 얼굴근육이 수축된다. • 트루소 징후 : 팔 위쪽에 혈압기를 감아 압력을 가하거나 손목을 꼭 잡아서 순환을 억제시키면 손바닥이 경축된다.

진 단 및 검 사	PTH가 감소하고 저칼슘혈증 및 고인산혈증이 나타나면 진단을 내릴 수 있다. • 혈중 칼슘 농도의 낮은 수치, 혈중 인 농도의 높은 수치 • 혈중 PTH의 낮은 수치 • ALP 수치의 정상 • 요중 칼슘 수치의 저하 • 요중 인의 낮은 수치, % TRP의 상승 • 뼈 병변은 없으므로 뼈 X-선 사진은 정상

치 료	• 저칼슘혈증 개선이 치료의 중심 – 활성형 비타민 D_3 투여 – 칼슘 제제 투여 – 혈중 Ca가 너무 높은 수치가 되면 신장결석이 되기 쉬우므로 이를 예방하기 위해 이뇨제를 투여하기도 한다) – 글루콘산칼슘(칼슘글루코네이트) 투여 • 식이요법 – 고칼슘, 고비타민 식이, 마그네슘 섭취를 권장한다. – 유제품은 칼슘 함유량도 높지만 인을 많이 함유하고 있으므로 제한한다.

2. 부갑상선기능저하증의 간호중재

간호문제	간호진단	간호목표
• 부갑상선 기능저하증의 증상은 주로 저칼슘혈증에 의한 것으로, 테타니, Chvostek's sign, Troussaus's sign, 후두경련, 부정맥등의 증상이 나타난다. • 후두경련에 따른 호흡억압 징후가 나타난다.	• 혈청칼슘 농도 저하와 관련된 신체손상 위험성: 근육경련(tetany)	• 갑상선절제술 후 저칼슘혈증이 일시적으로 나타나면 부종이 감소되면서 해결된다. • 만성적인 경우 조기에 치료를 받는다. • 칼슘 수치를 정상범위 내에서 유지한다. • 정상 호흡률, 정상 혈중 가스농도를 유지하여 신체 손상이 없다. • 투약 및 식이에 대해 이해한 것을 말로 표현한다.

간호수행

신체손상 위험성에 대한 간호중재

- 호흡 마비를 예방한다.
  - 호흡기 상태를 자주 사정한다.
  - 급성 테타니 발생 시 응급처치를 할 수 있도록 기관내 삽관용 튜브, 후두경, 기관지 절개술 세트를 준비해 둔다.
- 경련 여부를 잘 관찰하고 예방한다.
  - 정맥주사용 탄산칼슘이 필요할 경우 즉시 사용할 수 있도록 침상 옆에 준비해 둔다.
- 신경근육의 상태를 자주 사정한다.
- Chvostek's sign, Trousseau's sign이 양성인지 사정한다.
- 혈청 칼슘, 인의 농도를 확인한다.
- 고칼슘 식이를 제공한다.
- 급성기에 칼슘, 마그네슘, 비타민 D를 정맥주사 및 근육주사한다.

환자교육

- 약물치료의 중요성과 투여 약물에 대해 설명한다.
  - 처방대로 약물을 투여할 것을 교육한다.
  - 저칼슘혈증, 고칼슘혈증의 증상을 교육하고, 이러한 증상이 나타나면 의료진에게 보고할 것을 교육한다.
- 식이요법에 대해 교육한다.
  - 고칼슘, 저인산 식이를 섭취하도록 한다.
  - 치즈와 유제품은 인을 많이 함유하고 있으므로 피하도록 한다.
- 만성 대상자의 경우 장기적 투약이 중요함을 설명한다.
- 일 년에 최소 세 번 내원하여 혈중 칼슘농도를 체크해야 한다.

부갑상선기능저하증 포인트 리뷰

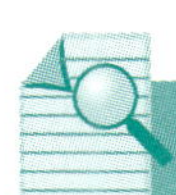

셀프 복습 문제

개요

01 부갑상선기능저하증에 대해 간단히 기술해 보자.

① ______ 분비 부족으로 _________ 농도가 저하하고 ____ 농도가 상승한다.

② 갑상선 수술 중 ________이 함께 제거된 경우에 발생하기 쉬우며, 수술 후 반흔조직, 유전적 소인, 자가면역장애 등의 이유로도 일어난다.

증상

02 부갑상선기능저하증의 증상에 대해 알아보자.

– 주로 __________으로 인한 증상이 나타난다.

진단

03 부갑상선 기능저하증의 진단 소견으로 어떠한 것이 나타나는지 알아보자.

– ______ 감소, ______________, _____________

정답

01 ① PTH, 혈청 칼슘, 인
② 부갑상선

02 저칼슘혈증

03 PTH, 저칼슘혈증, 고인산혈증

치료 및 간호

04 부갑상선기능저하증의 치료와 간호에 대해 기술해보자.

① 치료

– ____________, ________, _______, __________을 투여한다.

② 식이요법

– ________, ________ 식이, _______ 섭취를 권장한다.

– ________은 인을 많이 함유하고 있으므로 제한한다.

정답

04 ① 글루콘산칼슘, 칼슘 제제, 비타민 D, 부갑상선 호르몬

② 고칼슘, 고비타민, 마그네슘, 유제품

핵심 정리 문제

01 부갑상선기능저하증 환자의 증상으로 옳지 않은 것은?

① 테타니 증상
② 후두천명음
③ Trousseau's sign
④ Chvostek's sign
⑤ 혈중 칼슘농도 증가

02 부갑상선기능저하증의 증상으로 옳은 것은?

① 안구 돌출
② 혈청 칼슘 증가
③ 요로 결석
④ 근육 경련
⑤ 체온 저하

03 부갑상선 기능저하증 환자의 간호중재로 옳지 않은 것은?

① 고칼슘 식이 섭취
② 비타민 D 정맥 주사
③ 우유 및 유제품 권장
④ 인산 섭취 제한
⑤ 마그네슘 섭취 권장

정답

01 ⑤

부갑상선기능저하증에서는 혈중 칼슘농도가 저하하여 저칼슘혈증, 저칼슘성 테타니 증상이 나타나며, 테타니 증상이 나타나면 Chvostek's sign 및 Trousseau's sign을 볼 수 있다. 그 외에도 천식성 증상, 후두천명음, 협심증성 증상, 심전도상 QT 간격의 지연, 경련성 변비, 초조, 주의산만 등의 증상이 나타난다.

02 ④

부갑상선의 분비가 감소하면 골흡수가 느려져 혈청 칼슘 수치는 감소하며 저칼슘혈증의 증상으로 근육 경련(테타니)가 일어난다.

* 안구돌출은 갑상선기능항진증의 증상이다.

03 ③

부갑상선 기능저하증에서는 저칼슘혈증, 고인산혈증이 나타난다. 유제품은 인을 많이 함유하고 있으므로 제한하고, 고칼슘, 고비타민 식이, 마그네슘 섭취를 권장한다. 저칼슘혈증 개선을 위해 비타민 D를 보충해준다.

04 부갑상선 기능저하증 환자의 간호로 옳은 것은?

① 치즈 및 우유 섭취를 권장한다.
② 고인산 식이 섭취를 권장한다.
③ 저칼슘식이 섭취를 권장한다.
④ 발작이 일어나는지 관찰한다.
⑤ 비타민 B를 경구투여한다.

정답

04 ④

* 부갑상선 기능저하증 환자에게는 고칼슘, 저인산 식이를 제공한다. 우유 및 유제품은 칼슘뿐만 아니라 인 또한 많이 포함되어 있으므로 제한하며 급성기에 칼슘, 마그네슘, 비타민 D를 정맥주사 및 근육주사한다. 급성 저칼슘혈증 상태에서는 발작에 대비해 침대 난간을 올리고 관찰하도록 한다.

골다공증 간호관리

1. 병태생리로 보는 골다공증

골다공증이란 뼈에서 무기질이 빠져나가 골밀도가 감소하고, 병리적 골절이 생기는 질환을 말한다.

병 인	**주된 원인** • 폐경 후 골다공증 : 에스트로겐 결핍, 55~65세 여성 • 장기간의 부동 • 영양결핍(칼슘, 비타민 D 결핍) 및 인 과다 섭취 • 노인성 골다공증 : 노화 **기타 원인** 가족력, 과도한 음주, 과도한 카페인 섭취, 흡연 **원인 질환** • 부갑상선 기능항진증 • 스테로이드의 장기복용 • 성장호르몬결핍증 • 당뇨병
병 태	• 뼈 속의 칼슘 소실로 인해 골밀도가 감소하고 병리적 골절이 발생한다. • 팔목, 볼기 및 척추에 가장 많은 영향을 미친다.
증 상	• 요통 : 움직일수록 심해짐 • 체중부하로 인한 척추 후굴의 심화 • 척추의 다발성 압박골절로 인해 키가 줄어든다. • 운동제한과 척추 기형이 나타남 : 변비, 복부팽만, 역류성 식도염과 호흡기 장애 유발

치 료	• 골다공증 식이로 예방 : 단백식이, 마그네슘, 칼슘, 비타민 D 섭취 • 칼슘 흡수 증가를 위한 에스트로겐투여(골밀도 감소, 골파괴 저하) • 칼슘, 비타민 D 투여 • 칼시토닌 : 골파괴 억제 • 골다공증 치료 약물 : Bisphosphonate(alendronate), Estrogen(Daginyl), Alendronate(Fosamax) 등

2. 골다공증의 간호중재

간호문제	간호진단	간호목표
•섭취부족이나 소화 불량, 생물학적, 심리적, 경제적 요인으로 인한 영양부족 •근력, 통증, 근골격계 손상과 관련된 운동장애	•잠재적 골절의 위험성	•대사욕구가 충족되며 영양부족으로 인한 생리적 결과가 없도록 한다. •운동장애로 인한 생리적 결과가 없게 된다.
•척추 기형(척추후굴) •척추의 다발성 골절로 인해 키가 줄어듦	•생물 물리적, 신체상 변화, 발달변화, 외상이나 상해와 관련된 신체상 장애	•신체상 장애가 없거나 신체상 장애를 수용한다.
•요통 •통증	•급성 신체 질환(골절)이나 만성 장애와 관련된 급만성 통증	•통증을 조절하기 위해 행동을 취한다. •통증이 없다.

간호수행

1. 영양관리

- 필요 시 영양사와 의논하여 영양 요구량을 충족하는 영양소의 정보와 섭취방법을 제공한다.
- 뼈 생성을 위해 적정량의 단백질, 마그네슘, 비타민K, 미량의 무기질이 필요하다.
- 칼슘(1일 1,500mg 이상)과 비타민D의 섭취를 늘리고, 알코올과 카페인 섭취를 제한한다.
- 골절 환자는 뼈의 치유를 위해 단백질, 비타민C, 철분을 많이 섭취하여야 한다.

2. 운동장애로 인한 생리적 결과 제거

- 운동프로그램을 돕기 위하여 물리치료를 병행한다.
- 복부 등척성 운동, 심호흡, 흉곽 신장 운동은 폐 기능향상에 도움이 된다.
  사지근육의 운동은 등척성 운동, 저항운동, 관절가동범위 운동을 포함한다.
- 관절운동 전에 통증조절방법을 강구하여 운동 시 편안함을 제공하고 참여율을 높인다.
- 간호사는 능동적인 ROM운동을 격려하여 관절가동력과 근력을 강하게 하도록 하고,
  관절가동운동을 최대한 할 수 있도록 조이지 않는 의복을 착용하도록 한다.
- 근육신장운동에 부가하여 전신 체중부하 운동프로그램을 적용한다.
- 일주일에 3회, 1회 약 30분간 걷기, 수영, 자전거 타기 등이 추천된다.
  볼링이나 승마와 같이 충격을 가하는 운동은 척추압박을 유발할 수 있으므로 피하도록 한다.
- 바른 자세를 취하도록 하고, 척추를 잘 지지할 수 있도록 단단한 매트리스를 사용한다.

3. 낙상으로 인한 손상 및 골절 예방

- 낙상 유발의 위험환경을 확인(미끄러운 바닥, 안정장치 없는 계단 등)하고 외상 위험을 줄이기 위하여 환경적 문제를 제거 혹은 보완한다.
- 침대 높이를 가장 낮게 조정하거나 바닥에 침상을 마련하고,
  침대 밖으로 나갈 때는 적절한 신발, 안전벨트, 미끄럼 방지 굽 신발, 처방받은 안경을 착용하도록 한다.
- 계획된 간격으로 일정한 시간에 화장실을 가도록 보조한다.
- 낙상유발 약물의 부작용을 최소로 하기 위하여 의료팀과 협력한다.
- 근 신장도와 균형감을 증진시키기 위해 걷기와 같은 일상 신체운동 프로그램을 개발한다.
- 낙상 경험이 있는 대상자에게 패드형 둔부보호대(hip protector)를 착용하게 하여 둔부 골절을 예방한다.

4. 신체상 장애의 대비 및 극복

- 예상되는 신체상 변화에 대비하게 하고, 필요하면 노화 변화에 대한 논의에 협조한다.
- 신체상에 영향을 미치는 스트레스원(선천적 문제, 외상, 질병 혹은 수술)에 대한 지원을 제공한다.
- 신체부위, 기능에 외상성 변화가 있는 대상자는 혐오 반응의 신호에 예민하므로 관심과 수용의 분위기를 제공한다.

5. 통증 조절

- 통증관리프로그램은 통증의 정도와 기간에 따라 작성한다.
- 척추골절로 인한 통증은 외상 후 약 6~8주가 지난 후에 해결된다.
- 보통 투약과 보조기[1] 로 관리하고,
  급성기에는 마약성 진통제와 비마약성 진통제가 손상 후 수 주간 처방된다.
- 근이완제는 근육경련을 이완하기 위하여 사용되는데 보통 척추골절에 의한 통증에 사용되며,
  비스테로이드성 소염제(NSAID)는 진통과 척추압박으로 인한 신경근의 염증을 감소시키기 위해 사용된다.
- 위장계 출혈, 심부전 등 부작용을 잘 관찰하고, 노인의 경우 특히 부작용에 주의한다.

TIP

골절의 위험이 높기 때문에 간호중재는 투약, 영양, 운동요법으로 골 흡수를 최소화하고 새로운 골조직 형성을 돕는 데 초점을 둔다. 교육은 골다공증을 예방하고 진행을 최소화하여 골절과 합병증을 예방하는 데 기여한다. 약물요법도 지난 수년간에 걸쳐 골다공증에 의한 골절을 방지하고 줄이는 데 기여하였다.

약물요법에는 호르몬 대체 약물, 칼슘제제, 비타민D, 비스포스포네이트제제, 선택적 에스트로겐 수용체 조절제, 칼시토닌 등이 적용된다.

---

[1] **보조기** : 후요추 보조기(dorsolumbar orthoses)로 알려진 보조기는 급성 통증기에 척추를 고정시키고 지지해준다. 이 보조기를 착용하는 대상자는 피부 자극 여부를 잘 살피고 기구에 잘 적응하는지를 보고하도록 교육한다.

골다공증 포인트 리뷰

셀프 복습 문제

개요

01 골다공증에 대해 간략히 기술해보자.

– 골다공증이란 뼈에서 ________이 빠져나가 ________가 감소하고, 병리적 골절이 생기는 질환을 말한다.

원인

02 골다공증의 주 원인은 무엇인가?

– ______________, ______________, ________, ________

증상

03 골다공증의 증상에 대해 알아보자.

① 증상 없이 오래 진행된다.
② 초기 증상으로 ______________, ________, ________, ______ 등이 나타남
③ ________, ______ 통증
④ 신장 감소
⑤ 낙상 시 ______ 호발
⑥ 불면증, 우울증

정답

01 무기질, 골밀도

02 에스트로겐 결핍, 영양결핍, 노화, 오랜 부동
* 기타 원인 : 폐경, 칼슘 및 비타민D 결핍, 과도한 알코올 및 카페인 섭취, 흡연, 약물, 질환(갑상샘 질환, 신장 질환, 당뇨병, 성장호르몬결핍증) 등

03 ② 불안정한 걸음걸이, 허약, 식욕부진, 경직
③ 흉추 하부, 요추부
⑤ 골절

진단

04 **골다공증의 진단으로 어떤 것이 있는가?**

① 혈중 및 요중 ______ 농도 검사, 혈중 ____ 농도 검사

② ________ 검사, ______ 검사

치료 및 간호

05 **골다공증의 치료와 간호 관리 및 예방에 대해 기술해보자.**

① 약물치료

a) __________, __________, ________ 투여

b) 비스포스포네이트, 칼시토닌 : _______ 억제

② 식이요법

a) 칼슘 섭취: _________/일 이상

b) 적당량의 _______, ___________, ________ 섭취

c) 칼슘 흡수 증가를 위한 에스트로겐 투여: ________ 감소, ________ 저하

③ 예방 관리

a) 진행된 후에는 더 이상 진전되지 않도록 ______을 예방하는 것이 중요하다.

b) 골다공증 예방법 : _______, ________ 섭취, 에스트로겐 처방, 규칙적인 ________ 운동(빠르게 걷기, 가벼운 에어로빅 등), _______ 다량 섭취 제한

정답

04 ① 칼슘, 인
② 골밀도, CT

05 ① a) 에스트로겐, 칼슘보충제, 비타민D
b) 골파괴
② a) 1,500mg
b) 단백질, 마그네슘, 비타민D
c) 골밀도, 골파괴
③ a) 골절
b) 우유, 유제품, 체중부하, 단백질

핵심 정리 문제

01 **다음 중 골다공증에 대한 설명으로 옳지 않은 것은?**

① 마르고 왜소한 사람일수록 골다공증의 위험이 높다.
② 체중부하운동은 골다공증의 위험이 있으므로 하지 않는다.
③ 가족 중 골다공증 환자가 있으면 발병 위험이 높아진다.
④ 에스트로겐이 부족한 폐경기 여성에게서 자주 발병한다.
⑤ 알코올, 카페인의 과도한 섭취는 골다공증의 원인이 된다.

정답

01 ②

체중부하운동은 골다공증을 예방하므로 빠르게 걷기, 에어로빅 등의 운동을 매일 하도록 권한다.

02 **골다공증의 위험요인이 아닌 것은?**

① 흡연
② 노화
③ 폐경
④ 비만
⑤ 영양결핍

02 ④

마르고 저체중인 사람에게서 골다공증의 위험이 높다.

03 **골다공증의 예방 교육으로 옳지 않은 것은?**

① 비타민 D 섭취
② 고단백식이 제한
③ 체중부하운동 권장
④ 카페인 섭취 제한
⑤ 폐경기 여성에게 스테로이드 투여

03 ⑤

골다공증 예방을 위해 폐경기 여성에게 에스트로겐을 투여한다.
고단백식이, 알코올, 카페인, 흡연, 장기간의 스테로이드 요법, 운동부족 등은 골다공증의 위험요인이 된다.

04 **골다공증으로 인한 척추압박골절 환자에게 취해야 할 간호중재로 옳지 않은 것은?**

① 진통제 및 근이완제를 처방에 따라 투여한다.
② 온습포를 허리에 대어 통증을 완화시킨다.
③ 급성기에는 침상안정을 취하도록 한다.
④ 침대요는 푹신한 것으로 바꾼다.
⑤ 안정기 이후에는 수영 등으로 재활운동을 하도록 한다.

정답

04 ④
푹신한 매트는 허리의 긴장을 증가시키므로 사용하지 않는다. 척추를 잘 지지할 수 있도록 단단한 매트리스를 사용한다.

쿠싱증후군(부신피질기능항진증) 간호관리

1. 병태생리로 보는 쿠싱증후군

쿠싱증후군은 부신피질호르몬 중에 주로, 글루코코르티코이드의 대표인 코르티솔이 만성적으로 과잉 분비되는 병태를 말한다. 코르티솔의 작용이 많다는 것은 코르티솔의 과잉분비로 부신피질자극호르몬(ACTH)의 작용이 현저해지는 것을 의미한다. 이것으로 인해 여러 가지 증상이 나타나는 것을 쿠싱증후군이라고 한다. 부신종양, 뇌하수체종양, 장기간의 스테로이드 과량 투여 등의 원인으로 부신피질 기능이 항진되면 당류코르티코이드(코르티솔)가 과잉 분비된다. 이로써 프로락틴, TSH, 생식선자극호르몬의 분비가 감소한다.

병 인	**내인성** • ACTH의 과잉분비 : 쿠싱병, 이소성 ACTH증후군, CRH생산종양 • 코르티솔의 자율성 과잉분비 : 부신선종, 부신암, 부신피질과형성 **외인성** • 의원성(스테로이드 장기 투여 등) • 가성(알코올 등)
병 태	• 글루코코르티코이드의 대표인 코르티솔이 만성적으로 과잉 분비 • 코르티솔의 과잉분비로 ACTH의 작용이 현저해짐
증 상	**코르티솔 과잉에 의한 증상** • 중심성 비만(사지는 가늘다) • 보름달 모양 얼굴, 안면 홍조, 체모 증가 • 적색 피부선조, 여드름, 반상 출혈 • 고혈당, 고혈압, 고칼슘뇨, 저칼륨혈증, 고나트륨혈증 • 정신장애, 정서장애, 수면장애, 우울, 불안 • 생식선 기능의 저하, 과소월경 • 당뇨병 • 출혈성 소인, 부종 • 골다공증, 근육상실, 뼈기질 소실 • 면역기능 저하로 인한 감염성 증가, 상처치유 지연 • 들소형 육봉

진 단 및 검 사	**일반검사** • 호중구의 상승, 림프구와 호산구의 감소 • 고나트륨혈증, 저칼륨혈증 **내분비학적 검사** • 혈장 코르티솔의 증가 • 요중 17-OHCS 증가 • 요중 유리 코르티솔의 증가 • 덱사메타손 소량 억제시험 **방사선 의학적 검사** • 안장의 이상 • 복부 단순 CT 검사 • Adosterol-^{131}I 투여에 의한 부신 신티그래피

치 료	**쿠싱병의 치료** • 접형골동 통과 뇌하수체선종 적출술 • 뇌하수체 X-선 조사 • 양쪽 부신 적출 **부신선종의 치료** • 환부 쪽의 부신 절제 • 코르티솔 보충요법 **부신암의 치료** • 환부 쪽의 부신 절제 • 방사선 조사 • 항암제

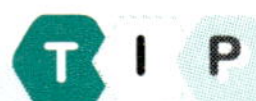

코르티솔 과잉분비

부신피질 호르몬제의 장기 복용 시 코르티솔 과잉이 나타나는데, 불면증, 혈소판 증가, 백혈구수 증가, 소화성 궤양 등의 부작용이 나타날 수 있다. 코르티솔 과잉은 쿠싱증후군의 증상과 비슷하다.

장기간에 걸친 부신피질호르몬제 투여 환자에게는 다음과 같은 간호를 실시한다.

- 고단백식과 칼슘을 섭취하도록 한다.
- 규칙적인 생활과 운동 습관을 들이고 스트레스를 줄이도록 한다.
- 약물 복용을 갑자기 중단하지 않도록 교육한다.
- 체중을 매일 측정한다.

2. 쿠싱증후군의 간호중재

간호문제	간호진단	간호목표
	수술 전 간호 진단	
• 골다공증 • 근육 위축, 근력 약화	• 병리적 골절과 관련된 신체 손상 위험성 • 수술 및 적절한 식이에 대한 지식 부족	• 대상자는 골절로 인한 손상이 없다. • 대상자는 질환, 수술 일정, 적절한 식이의 중요성을 이해하고 적절한 식이를 선택한다.
	수술 후 간호 진단	
• 쇼크, 출혈, 감염 등의 신체 손상	• 수술에 의한 합병증과 관련된 신체손상 위험성	• 대상자는 쇼크, 출혈, 감염, 부신위기가 없고 신체 손상이 일어나지 않거나 조기에 발견된다.
• 면역 기능 감소 • 상처치유 지연	• 스트레스에 대한 저항성 감소 및 면역반응 억제와 관련된 감염의 위험성	• 대상자는 백혈구 증가증, 발열, 기타 감염 증상들이 없거나 조기에 발견된다.
• 얇은 피부	• 조직 이화, 결체조직 소실, 염분과 수분 정체에 의한 속발성 부종과 관련된 피부 손상 위험성	• 대상자는 피부를 건강하게 유지한다.
• 만월형의 얼굴 • 들소형 육봉 • 체간부 비만 • 체중 증가 • 모발이 얇아짐 • 여드름	• 변화된 외모와 관련된 신체상 장애	• 신체상 장애가 없거나 신체상 장애를 수용한다.

간호수행

수술 전 간호

1. 신체손상 위험성에 대한 간호수행

- 대상자는 골다공증(뼈엉성증)을 가지고 있어서 가벼운 외상에도 골절이 발생하기 쉬우므로 낙상과 사고로부터 보호한다.
- 골절 예방을 위해 칼슘과 비타민 D를 섭취하도록 한다.
- 체위성 저혈압을 관찰하고, 체위를 변화시킬 때 천천히 움직이도록 한다.

2. 지식부족에 대한 간호수행

- 환자에게 질환과 치료에 대해 설명하고, 질문을 하도록 하여 잘 이해했는지 사정한다.
- 칼로리와 탄수화물, 염분은 낮고, 단백질과 칼륨은 높은 식이를 권장하고, 당뇨병, 위궤양을 가지고 있는 환자에게는 특별한 식이요법을 제공한다.
- 처방에 따라 수분을 제한하고 칼륨을 보충한다.

수술 후 간호

1. 신체손상 위험성에 대한 간호수행

- 수술 당일 아침에 처방에 따라, 당류피질 호르몬을 근육 또는 정맥내로 투여한다.
- 출혈과 관련된 쇼크의 증상(저혈압, 빠르고 약한 맥박)을 주의 깊게 관찰한다. 매 15분마다 활력징후를 측정하고, 한 시간마다 소변량을 기록하며, 핍뇨나 쇼크 및 신부전의 증상 여부를 관찰한다.
- 지시된 처방에 따라 정맥 내로 수액, 혈압상승제, 코르티코스테로이드를 투여한다.
- 환자의 남아 있는 부신이 정상기능을 되찾고 수술과 관련된 스트레스가 없어질 때까지 스테로이드의 용량을 증가시킨다.

2. 감염 위험성에 대한 간호수행

- 상기도 감염 예방, 무균술, 구강 간호, 외상방지, 피부 손상 예방 등의 감염 예방 처치를 한다.
- 수술 후 호흡기 감염을 예방하기 위해 기침, 체위 변경 및 심호흡을 격려하고, 철저한 무균술로 상처를 관리한다.
- 당류피질 호르몬은 면역과 염증 반응을 억제하기 때문에, 심하게 감염되어도 경미한 증상만을 나타내므로 이에 주의하여 관찰한다.

3. 피부손상 위험성에 대한 간호수행

- 환자의 피부는 조직 이화작용에 의해 쉽게 손상되므로, 피부 손상이 있는지 잘 관찰하며, 피부 손상을 유발하는 테이프나 기타 자극적인 물질들의 사용을 피한다.
- 피부는 얇고 약해지기 쉬우므로 건조해지지 않도록 주의한다.

4. 신체상 장애에 대한 간호수행

- 대상자는 질환에 의한 외모 변화에 쉽게 당황하는데, 이러한 기분변화를 미리 예견한다.
- 치료 후 스테로이드 대체요법이 필요하지 않으면 외모와 기분이 점차 회복될 것이라고 안심시키고, 스테로이드 치료가 필요할 때 이에 대한 부작용을 설명한다.

5. 뇌하수체 절제술 환자의 간호수행

- 코르티손 투여, 뇌척수액 누출 확인, 수분섭취량과 배설량 확인
- 뇌부종과 뇌내압 상승 증상 징후를 관찰하고, 기침, 재채기, 코를 푸는 것을 금하도록 한다.
- 구강건조 방지를 위해 가습기를 사용한고, 폐합병증 예방을 위해 심호흡을 자주 하도록 한다.

쿠싱증후군(부신피질기능항진증) 포인트 리뷰

셀프 복습 문제

개요

01 쿠싱증후군에 대해 간략히 기술해보자.

– 쿠싱증후군은 부신피질호르몬 중에 주로, 글루코코르티코이드의 대표인 ________이 만성적으로 ________되는 병태를 말한다.

기전

02 쿠싱증후군의 기전에 대해 기술해보자.

– 부신종양, 뇌하수체종양, 장기간의 스테로이드 과량 투여 등의 원인으로 부신피질 기능이 항진되면 당류코르티코이드(코르티솔)가 과잉 분비된다. 이로써 ________, ________, ________의 분비가 감소한다.

증상

03 쿠싱증후군의 증상으로 옳지 않은 것을 골라보자.

① 탈모, 보름달 모양 얼굴, 안면 홍조, 체모 증가, 여드름, 반상 출혈
② 지방축적(몸통 부위의 비만증), 가느다란 사지, 뒷목 부위의 지방 침착(들소형 육봉)
③ 당뇨, 고혈압, 고칼슘뇨, 부종, 과소월경, 고칼륨혈증
④ 면역기능 저하로 인한 염증이나 감염 증가, 상처치유 지연
⑤ 근육상실, 뼈기질 소실, 골다공증
⑥ 우울, 불안, 인지력 저하, 기분변화, 정서장애, 수면장애

정답

01 코르티솔, 과잉분비

02 프로락틴, TSH, 생식선자극호르몬

03 ③
* 저칼륨혈증이 나타난다.

치료 및 간호

04 쿠싱증후군의 치료와 간호에 대해 기술해보자.

① 치료

a) __________ 생성 억제제 투여

b) 방사선 요법

c) 뇌하수체 절제술, 부신절제술
(수술 후 ____________ 보충 요법)

② 식이요법

a) ____________, ____________, __________, __________, ________________ 식이 제공

b) 처방에 따라 ________제한, ________ 보충

③ 예방 관리

a) 감염 예방 : ____________ 감염 예방, 무균술, 구강간호, 외상방지, 피부 손상 예방

b) 골절 예방 : ________, __________ 섭취

정답

04 ① a) 코르티졸
c) 코르티코이드
② a) 고단백, 저열량, 저염, 저지방, 저콜레스테롤
b) 수분, 칼륨
③ a) 상기도
b) 칼슘, 비타민 D

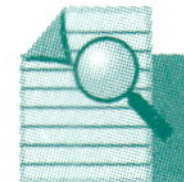

핵심 정리 문제

01 **쿠싱증후군 환자에게 주의시켜야 할 사항으로 옳지 않은 것은?**

① 골절이 발생하기 쉬우므로 낙상에 유의한다.
② 고지방식이를 섭취하도록 한다.
③ 피부가 건조해지지 않도록 유의하도록 한다.
④ 감염자와의 접촉을 피하도록 한다.
⑤ 수술 후 호흡기 감염 예방을 위해 심호흡을 하도록 한다.

정답

01 ②
쿠싱증후군 환자에게는 저칼로리, 저지방, 저염, 고단백, 고칼륨 식이를 제공한다.
* 쿠싱증후군 환자는 감염에 취약해지므로 감염 예방이 가장 우선시된다.

02 **쿠싱증후군은 어떤 호르몬으로 인한 질환인가?**

① 갑상선호르몬
② 항이뇨호르몬
③ 알도스테론
④ 당류코르티코이드
⑤ 부신피질자극호르몬

02 ④
쿠싱증후군은 당류코르티코이드(코르티솔)의 과잉분비로 발생한다.

03 **쿠싱증후군의 증상으로 옳지 않은 것은?**

① 고혈압
② 저칼륨혈증
③ 남성의 여성화
④ 보름달 모양 얼굴
⑤ 기억력 소실 등 정신 장애

03 ③
여성의 남성화가 나타난다.

04 다음 중 쿠싱증후군의 원인이 아닌 것은?

① 뇌하수체 과잉자극
② 부신피질 위축
③ 부신 종양
④ 장기적인 스테로이드 치료
⑤ 부신피질자극호르몬(ACTH) 과잉분비

05 쿠싱증후군 환자에게 스테로이드를 장기간 투여할 때 주의해야 할 점이 아닌 것은?

① 골절 예방을 위해 고단백식이, 칼슘 섭취를 권장한다.
② 저칼륨, 저염 식이를 섭취하도록 한다.
③ 소화성 궤양이 유발될 수 있으므로 제산제를 복용하도록 한다.
④ 식사는 소량씩 자주 섭취하도록 한다.
⑤ 감염의 위험성이 커지므로 감염 예방에 유의한다.

정답

04 ②
쿠싱증후군의 원인은 호르몬 과잉분비로, 스테로이드제 복용이나 종양에 의한 뇌하수체 자극 등으로 발생한다.

05 ②
쿠싱증후군 환자에게는 저열량, 고단백, 저염, 고칼륨 식이를 권장한다.

부신피질부전(애디슨병) 간호관리

1. 병태생리로 보는 부신피질부전

부신피질에서 분비되는 스테로이드가 생체의 필요량 이하로 감소하는 질환이다. 급성으로 발생하는 부신피질부전 질환에는 급성 부신피질부전, 만성으로 발생하는 질환으로는 애디슨병, 부신피질효소 결손증, 선택적 저알도스테론증 등이 있다.

	급성 부신피질부전	원발성 만성 부신피질부전(애디슨병)
병 인	• 만성 부신피질부전의 경우에서 외상, 수술, 마취, 감염 등 스트레스, 약제 투여 등이 원인 • 부신에 혈전이 생겼을 때나 허리부분 외상 시의 부신 출혈 • 외상, 항응고요법, DIC, 항인지질항체 증후군	• 특발성 부신위축 • 부신결핵 • 부신으로의 암 전이 • 진균증, 사르코이드증, 아밀로이드증 • 부신 절제술 • 자가면역 질환 • 스테로이드 장기 투여 • 복부 방사선 요법
병 태	• 부신피질이 괴사함으로써 급격하게 기능이 저하하므로, 증상이나 검사소견도 부신피질호르몬의 감소와 밀접한 관련이 있다.	• 부신피질이 만성적, 원발성으로 기능 저하를 일으킨다. 증상으로는 부신피질호르몬의 부족 증상을 보인다.
증 상	• 식욕부진, 오심 • 변비, 복통, 발열, 설사 • 혈압저하, 무뇨, 혼수	• 체중감소, 전신권태감 • 기립성 저혈압, 저혈당 • 저나트륨혈증, 고칼륨혈증 • 식욕부진, 오심, 구토, 설사, 변비 • 색소침착, 무월경, 발기부전, 체모탈락

진단 및 검사	
	•혈중 코르티솔, 요중 유리 코르티솔 : 낮은 수치 •신속 ACTH 시험 : 혈중 코르티솔의 반응(원발성–무반응, 속발성–저~무반응) •호산구 증가(백혈구 전체는 감소) •림프구의 상대적 증가 •ESR 상승

치료	
	급성 부신피질부전 •부신피질스테로이드제의 대량 정맥주사 •충분한 NaCl, 포도당, 수분의 보급 •노르에피네프린, 도파민 등의 혈압상승제 및 강심제 투여 •감염증 동반되어 있으면 강력한 항생제 투여 **만성 부신피질부전** •히드로코르티손 보충

2. 부신피질부전의 간호중재

간호문제	간호진단	간호목표
•혈중 칼륨농도 변화	•혈액량 감소 및 고칼륨 혈증과 관련 심박출량감소	**심박출량 감소에 대한 목표와 기대결과** •대상자는 적절한 수분 전해질 균형을 유지하고 수분 결핍이 나타나지 않는다.
•우울, 혼돈, 건망증, 심한 감정기복	•비효과적인 스트레스 반응과 관련된 손상위험성	**손상위험성에 대한 목표와 기대결과** •대상자는 손상의 위험이 없고 안정감을 유지한다.
•염분에 대한 갈망, 탈수 등의 체액 결핍 상태	•신장에서의 염분, 수분 손실과 관련된 체액부족	**체액부족에 대한 목표와 기대결과** •대상자는 정상적인 수분과 전해질의 균형을 유지한다. •대상자는 정상적인 피부상태, 촉촉한 점막, 안정된 활력징후를 유지한다.
•피로 및 근육쇠약	•피로와 관련된 활동의 지속성 장애	**피로/활동의 지속성 장애에 대한 목표와 기대결과** •대상자의 활동이 증가되고 대상자는 피로를 느끼지 않는다.

간호수행

1. 심박출량 감소에 대한 간호수행

- 대상자의 체중을 매일 측정하고 섭취량과 배설량을 기록하고, 대상자의 혈중 칼륨 농도를 측정하며, 고칼륨혈증을 예방하기 위해 칼륨제한 식이의 필요성과 방법에 대해 교육한다.

2. 손상위험성에 대한 간호수행

- 대상자의 스트레스 상황을 최소화하고, 감염 예방법의 중요성과 방법에 대해 교육한다.
- 대상자의 편안감과 정서적 상태를 사정하고, 갑작스런 혈압하강, 오심, 구토, 고열 등의 증상에 대해 사정한다.
- 스테로이드 요법의 부작용을 관찰한다(쿠싱증후군 증상과 비슷하다).

3. 체액부족에 대한 간호수행

- 대상자의 수분 섭취량과 배설량을 관찰하고, 대상자의 활력징후를 자주 측정한다. 혈압저하는 수분 전해질 불균형을 나타낼 수 있다.
- 혈중 나트륨과 칼륨 농도를 사정하고, 대상자의 피부와 점막을 살펴 탈수 여부를 사정한다.
- 염분과 수분이 풍부한 식이를 권장한다.
- 저혈당이 나타나는지 증상을 관찰한다.

4. 피로/활동의 지속성 장애에 대한 간호수행

- 매일 체중을 측정하여 체중감소 여부를 확인한다.
- 과로를 피하고 휴식과 활동의 균형을 적절히 조절한다.
- 규칙적으로 고칼로리·고단백 식이를 제공한다.
- 체위성 저혈압을 예방하기 위해 주기적으로 활력징후를 측정한다; 혈압이 기초혈압 이하로 감소 시 보고한다.

부신피질부전(애디슨병) 포인트 리뷰

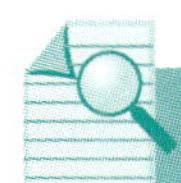

셀프 복습 문제

개요

01 부신피질부전에 대해 간략히 기술해보자.

– 부신피질에서 분비되는 ___________가 생체의 필요량 이하로 _______하는 질환이다. 급성으로 발생하는 부신피질부전 질환에는 급성 부신피질부전, 만성으로 발생하는 질환으로는 ___________, 부신피질효소 결손증, 선택적 저알도스테론증 등이 있다.

원인

02 부신피질부전의 원인을 나열해 보자.

증상

03 부신피질부전의 증상으로 옳은 것을 모두 골라보자.

① 저혈당, 무기력, 피로, 식욕부진
② 고혈압, 고체온
③ 탈수, 체위성 저혈압
④ 저나트륨혈증, 고칼륨혈증, 고칼슘혈증
⑤ 월경불순, 성욕감퇴, 발기부전

정답

01 스테로이드, 감소, 애디슨병

02 특발성 자가면역질환, AIDS, 결핵, 뇌하수체 및 시상하부 종양, 뇌하수체기능저하증, 스테로이드 장기 투여 등

03 ①, ②, ③, ④, ⑤

치료 및 간호

04 부신피질부전의 치료와 간호에 대해 기술해보자.

① 치료

– 호르몬 대체요법(______________, ______________)

② 간호 관리

a) ______________을 예방하기 위해 주기적인 활력징후 측정: 혈압이 기초혈압 이하로 감소 시 보고한다.

b) __________이 나타나는지 증상 관찰

c) 매일 체중을 측정하여 __________ 여부 확인

d) 스테로이드 요법의 부작용 관찰(______________ 증상과 비슷하다)

③ 식이요법

– 규칙적으로 __________, __________ 식이 섭취

정답

04 ① 글루코코르티코이드, 미네랄코르티코이드
② a) 체위성 저혈압
b) 저혈당
c) 체중감소
d) 쿠싱증후군
③ 고단백, 고칼로리

핵심 정리 문제

01 다음 질환 중 부신피질기능저하증에 해당하는 것은?

① 뇌하수체거인증
② 말단비대증
③ 쿠싱증후군
④ 애디슨병
⑤ 요붕증

02 다음 중 애디슨병의 원인이 아닌 것은?

① 아밀로이드증
② 부신 출혈
③ 진균증
④ 전이성 암
⑤ 바이러스 감염

03 애디슨병의 증상으로 옳지 않은 것은?

① 고혈당, 고혈압 증세가 나타난다.
② 체중 감소, 전신권태감
③ 무월경, 발기부전
④ 저나트륨혈증, 고칼륨혈증
⑤ 식욕부진, 오심, 구토

정답

01 ④
①, ②는 뇌하수체기능항진증, ③은 부신피질기능항진증, ⑤는 항이뇨호르몬결핍으로 발생한다.

02 ⑤
* 애디슨병의 원인으로는 부신 결핵, 부신으로의 암 전이, 진균증, 사르코이드증, 아밀로이드증, 부신절제술, 자가면역 질환 등이 있다.

03 ①
애디슨병에서는 기립성 저혈압, 저혈당 증세가 나타난다.

04 애디슨병 환자에 대한 간호중재로 옳지 않은 것은?

① 충분한 휴식을 취해 피로를 느끼지 않도록 한다.
② 고칼로리, 고단백 식이를 섭취하도록 한다.
③ 염분과 수분 섭취를 제한한다.
④ 감염원에 노출되는 것을 방지한다.
⑤ 환자의 체중을 매일 측정하여 관찰한다.

정답

04 ③
환자의 체액부족 예방을 위해 수분과 염분이 풍부한 식이를 권장한다.

05 애디슨 위기(Addison's crisis)에 관한 설명으로 옳지 않은 것은?

① 부신피질기능이 저하되었을 경우에 발생한다.
② 근력이 상실되어 쉽게 피로를 느낀다.
③ 저혈량성 쇼크가 발생할 수 있다.
④ 탈모 및 불규칙한 월경이 나타난다.
⑤ 증상 완화를 위해 신체 활동량을 증가시키도록 한다.

05 ⑤
애디슨 위기 환자는 신체 활동량을 증가시키는 것보다는 스트레스를 받지 않도록 과로를 피하고 휴식을 취하도록 하는 것이 중요하다.

06 애디슨병 환자에게 스테로이드 투여에 대해 교육할 내용으로 옳지 않은 것은?

① 처방대로 매일 정확하게 약물을 투여해야 한다.
② 감염성 질환 시에는 스테로이드 용량을 증가시킨다.
③ 발치할 경우에는 용량을 감소하도록 한다.
④ 고단백, 고칼로리 식이를 규칙적으로 섭취하도록 한다.
⑤ 혈압이 기초혈압 이하로 떨어지면 즉시 의사에게 알린다.

06 ③
증상이 조절되면 용량을 줄이지만 발치와 같은 스트레스 상황에서는 의사와 상의하여 용량을 증가시킨다.

알도스테론증 간호관리

1. 병태생리로 보는 알도스테론증

알도스테론(aldosterone)의 분비항진에 의해 각종 수분 전해질의 대사이상을 일으키는 질환을 알도스테론증이라고 한다. 이것은 레닌과 상관없이 알도스테론이 대량으로 분비되는 원발성인 것과 신장으로부터의 레닌 분비항진에 의해 알도스테론의 분비도 증가하는 속발성인 것으로 분류된다.

병 인	**알도스테론이 과잉분비되는 원인질환** • 부신선종 • 부신암 • 부신과형성
병 태	• 원발성 알도스테론증(PA): 레닌과 상관없이 알도스테론이 대량으로 분비된다. – 병변이 편측성이면 선종(알도스테론 생산 선종), 양측성이면 부신과형성(특발성 알도스테론증, 양측 부신과형성)으로 볼 수 있다. 원발성 알도스테론증의 대부분은 편측성으로 발생한다. • 특발성 알도스테론증 : 양측성 부신피질 사구대의 과형성으로 알도스테론이 과잉분비되고, 음성되먹임에 의해 레닌분비가 억제된다. • 속발성 알도스테론증 : 신장으로부터의 레닌 분비 항진에 의해 알도스테론이 대량으로 분비된다.
증 상	• 근력저하, 사지마비 • 강직(테타니) • 요농축력 장애 • 내당능 저하 • 두통, 시력장애(고혈압에 의한 증상) • 다뇨, 야뇨, 다음, 다갈

진단 및 검사	**진단** • 고혈압, 저칼륨혈증에 추가해서 PRA의 저하와 높은 알도스테론 수치가 나타나면 원발성 알도스테론증의 진단을 내린다. **검사** • 복부 단순 CT • 부신 신티그래피 • 초음파 검사 • 부신정맥 혈중 알도스테론 함유량의 측정

치료	**외과치료** • 복강경하 부신적출술 • 미니멈창 내시경하 수술 **약물치료** • 원발성 알도스테론증의 내과치료는 고알도스테론혈증, 고혈압, 저칼륨혈증 등에 대한 약물치료가 중심 • 알도스테론 길항제(스피로놀락톤, 에플레레논) • 혈압강하제(칼슘길항제, ACE저해제, ARB 등)

2. 알도스테론증의 간호중재

간호문제	간호진단	간호목표
• 고혈압, 고나트륨혈증, 저칼륨혈증 • 다뇨 및 다음 • 경련이나 호흡 억제	• 질병 과정(알도스테론 과다 분비)과 관련된 신체손상위험성 • 전해질불균형	• 대상자는 전해질불균형으로 인한 신체손상을 경험하지 않는다. • 정상범위의 혈압을 유지한다. • 정상범위의 전해질 수치를 유지한다.

간호수행

내과적 간호

- 환자의 섭취량과 배설량을 관찰한다.
- 외과적 치료를 받을 수 없는 대상자는 염분 배출 증가와 고혈압과 저칼륨혈증을 치료하기 위해 Spironolactone(Aldactone)을 투여 받는다.
- 조용한 환경을 조성하여 환자가 스트레스를 받지 않도록 한다.
- 활력징후와 전해질 불균형을 사정한다.
- 다음, 다갈 등의 증상이 나타나므로 얼음물 및 구강위생간호를 제공한다.
- 지시된 처방 약물을 투여하고, 대상자의 고혈압 또는 신장 손상을 신중하게 관찰하며, 칼륨 보충제와 고칼륨, 고단백, 저나트륨 식이를 권장한다.
- 대상자가 내과적 치료를 받았다면, 퇴원 시 저염식이, 약물정보, 저칼륨혈증의 증상에 대해 교육하며, 구강 건조, 기면 등 저나트륨혈증 증상이 나타나면 보고하도록 한다.

알도스테론증 포인트 리뷰

셀프 복습 문제

개요

01 알도스테론증에 대해 간략히 기술해보자.

– 부신피질기능항진증의 하나로, ________에 의해 부신피질에서의 알도스테론이 ________되어 수분과 전해질 대사 이상이 일어나는 질환이다.

정답

01 부신선종, 과잉분비

증상

02 알도스테론증의 증상으로 옳지 않은 것을 골라보자.

① 저혈압
② 두통
③ 부정맥
④ 다뇨, 야뇨
⑤ 다음, 다갈
⑥ 나트륨 정체
⑦ 테타니, 감각이상

02 ①
고혈압이 나타난다.
* 고혈압에 의한 증상으로 두통 및 시력장애가 나타난다.

치료 및 간호

03 알도스테론증의 치료와 간호에 대해 기술해보자.

① 치료

a) 수술요법 : 부신절제술, 미니멈창 내시경하 수술

b) 약물요법 : ________________, ____________ 투여

② 간호 관리

a) 환자의 ________과 ________ 관찰

b) ________, ________, ________, ________ 등의 증상이 나타나는지 관찰

c) 환자에게 고혈압의 전형적인 증상인 ________이 나타나면 혈압을 측정

d) ________, ________, ________ 식이 권장

e) ________ 후 평생 약물 복용

정답

03 ① b) 알도스테론 길항제, 혈압강하제

② a) 섭취량, 배설량

b) 고혈압, 울혈성 심부전, 부정맥, 저칼륨혈증

c) 두통

d) 고단백, 고칼륨, 저나트륨

e) 부신절제술

핵심 정리 문제

01 알도스테론증 환자의 간호중재로 옳지 않은 것은?

① 테타니 증상이 나타나는지 살핀다.
② 조용한 환경에서 생활할 수 있도록 한다.
③ 신장손상 징후를 관찰한다.
④ 저혈압이 나타나는지 관찰한다.
⑤ 스트레스원에 노출되지 않도록 조용환 환경을 조성한다.

02 알도스테론증에 대한 설명 중 옳지 않은 것은?

① 다뇨, 다음, 다갈이 나타난다.
② 테타니 증상이 나타날 수 있다.
③ 고혈압과 관련이 있다.
④ 스피로놀락톤 등의 알도스테론 길항제로 치료한다.
⑤ 원발성 알도스테론증은 양측성이 많다.

03 원발성 알도스테론증 환자에게 두통 증세가 나타났을 때의 간호중재로 옳은 것은?

① 스피로놀락톤을 투여한다.
② 고혈압 증세가 있는지 관찰한다.
③ 금식시키고 수분을 공급한다.
④ 침상에서 안정을 취하도록 한다.
⑤ 따뜻한 병실 환경을 유지한다.

정답

01 ④
알도스테론증에서는 고혈압이 나타나며 고혈압에 의한 증상인 두통, 시력장애가 동반된다.

02 ⑤
원발성 알도스테론증은 편측성이 대부분이다.

03 ②
원발성 알도스테론증에서는 알도스테론 분비 과잉으로 인한 소듐정체로 고혈압이 발생하여, 고혈압의 전형적인 증상인 두통이 나타나게 된다. 혈압을 자주 측정하여 고혈압이나 부정맥 등의 증상이 나타는지 관찰한다.

04 알도스테론증 환자의 간호로 옳지 않은 것은?

① 고혈압 증상을 관찰한다.
② 신장 손상 징후가 나타나는지 살핀다.
③ 수분 및 전해질 불균형을 사정한다.
④ 스피로놀락톤을 투여하여 고칼륨혈증을 치료한다.
⑤ 고나트륨혈증의 징후를 관찰한다.

정답

04 ④

알도스테론증에서는 알도스테론이 과잉분비되어 수분과 염분의 대사 이상이 일어나 고혈압, 고나트륨혈증, 저칼륨혈증이 발생한다. 간호사는 환자의 고혈압이나 신장 손상 징후에 유의하여 관찰해야 하며, 처방된 스피로놀락톤을 투여하여 나트륨 배설을 증가시켜 고혈압 및 저칼륨혈증을 치료한다.

갈색세포종 간호관리

1. 병태생리로 보는 갈색세포종

갈색세포종이란 카테콜아민을 대량으로 생산, 저장하고 분비하는 종양으로, 부신수질 또는 부신경절 조직의 크롬 친화성 세포에서 발생한다.

부신수질에서 유래하는 종양을 협의의 갈색세포종, 부신밖 부신경절에서 유래하는 종양을 부신경절종으로 명확하게 구별하는 경우가 있다.

병 인	• 다발성 내분비종양증 2형(MEN2), von Hippel-Lindau병(VHL), 신경섬유종증1형(NF1) 등을 기초로 해서 발병하는 경우가 있다.

병 태	• 순환혈액량의 저하나 카테콜아민에 의한 직접 자극(β_1-작용) 등에 의해 신장으로부터 레닌의 분비가 항진되어, 혈장 레닌 활성(PRA)이 높은 수치가 된다.

증 상	• 고혈압 • 고혈당 • 대사항진 • 발한과다 • 두통, 빈맥, 심계항진 • 기립성 저혈압

진 단 및 검 사	• 혈장 카테콜아민 및 소변 카테콜아민 검사 시 수치 증가 • 분비자극 시험(발작유발 시험) • 펜톨라민 시험 • 내분비 검사

치 료	**수술요법** • 종양 절제(부신절제술: 양측성 부신절제술 후에는 평생 글루코코르티코이드 투여) • 약물요법을 병용 **약물요법** • α-blocker : 혈압 낮추기 위해 사용 • β-blocker : 심장 수축력 약하게 하여 수축기의 혈압을 낮춤과 동시에, 빈맥이나 부정맥의 예방을 목적으로 사용 • $\alpha_1\beta$-blocker : α_1과 β양쪽 수용체를 모두 차단(labetalol)

2. 갈색세포종의 간호중재

간호문제	간호진단	간호목표
• 고혈압(혈압 상승, 두통), 당뇨병(혈당상승과 당뇨), 갑상선 기능항진증(대사율의 증가, 발한, 초조, 빈맥, 심계항진, 감정적 폭발), 정신신경병증(감정적 불안정성) 등의 증상들이 유발될 수 있다. • 오심, 구토와 더불어 흉부 혹은 복부 통증이 나타날 수 있다. • 복압의 증가, 배뇨 등으로 고혈압 위기가 초래되기도 한다. • 수술 부위 통증	• 에피네프린과 노르에피네프린의 과도한 분비와 관련된 신체손상 위험성 • 수술 후 저혈압, 출혈, 쇼크와 관련된 신체손상 위험성 • 수술, 두통, 갈색세포종의 다른 증상들과 관련된 통증 • 수술 후 급성 통증	**신체손상 위험성에 대한 목표와 기대결과** • 고혈압의 악화, 심혈관계 혹은 뇌혈관계 손상이 없다면 신체 손상이 발생하지 않거나, 발생한 경우, 초기에 발견된다. • 대상자는 출혈, 쇼크, 부신위기가 없고 신체 손상이 일어나지 않거나 조기에 발견된다. **통증에 대한 목표와 기대결과** • 정상적인 혈압 상태를 유지하며 통증 표현이 없다. • 통증이 완화되거나 더 이상 통증을 호소하지 않는다

간호수행

1. 신체손상 위험성에 대한 간호수행(수술 전)

- 대상자의 혈압을 측정하고 조절한다.
 수술 시작 전에 대상자가 스트레스를 받지 않는지 관찰한다.
- 수술 전, 스트레스를 받지 않도록 휴식과 안정을 취하도록 한다.
- 처방된 안정제를 복용하게 하고,
 비타민, 미네랄, 칼로리가 높은 식이를 제공하며,
 커피, 차, 콜라 등의 카페인 함유 음료를 금지한다.
- 활력징후를 측정한다.
- 뇌졸중 환자의 경우, 혈압이 극도로 상승할 수 있기 때문에 신경학적 상태를 주의 깊게 평가한다.

2. 신체손상 위험성에 대한 간호수행(수술 후)

- 수술 후 첫 24~48시간은 특히 주의 깊게 관찰하고 사정한다.
- 부신부전, 저혈압, 출혈, 쇼크에 대해 신중하게 관찰하고, 매 시간 소변량과 혈압을 사정한다.
- 몸을 굽히거나 일으키는 동작을 제한하여 고혈압을 예방하도록 한다.
- 종양 제거 후, 카테콜아민의 수치 감소로 심각한 쇼크가 초래될 수 있다.
 수술 직후, 쇼크와 출혈의 증상들을 주의 깊게 관찰한다.
- 저혈압이 24~48시간 동안 지속될 수 있다.
- 부신의 높은 혈관성으로 출혈이 일어날 수 있다.
- 쇼크 예방을 위한 중재 시행
  - 혈액량 유지를 위해 혈액, 혈장, 덱스트란, 포도당 등을 처방에 따라 수액과 함께 정맥 내로 투여한다.
  - 혈압을 안전 범위 내에서 유지하기 위해 처방에 의한 혈압 상승제를 정맥 내로 투여하고, 매 시간 소변량을 측정하고, 1~2ml/kg/hr 미만이면 의사에게 알린다.
  - 30분마다 드레싱을 검사하고, 혈액 배액 양상을 관찰한다. 내부 출혈로 인해 복부 혈종이 유발될 수 있는데, 이것은 마비성 장폐색, 비기계적 장폐색을 초래한다.
 복통, 복부 팽만, 오심, 구토, 장음 감소 등은 마비성 장폐색의 증상들이다.
  - 수술로 인해 부신피질 조직이 제거되었으면, 부신부전 증상을 관찰하고 사정해야 한다.

3. 수술 후 통증에 대한 간호수행

- 절개부위의 통증을 조절하기 위한 약물 투여 시 혈압을 자주 측정한다.
- 마약성 진통제(특히, Meperidine)의 부작용으로 저혈압이 발생할 수 있고,
 진통제 투여를 중단하면, 저혈압 또는 고혈압과 심한 통증이 나타날 수 있다.

갈색세포종 포인트 리뷰

셀프 복습 문제

개요

01 갈색세포종에 대해 간략히 기술해보자.

– 갈색세포종은 부신수질의 ________________에서 자라며, __________을 과다하게 분비하는 종양이다.

원인

02 갈색세포종의 원인을 나열해보자.

증상

03 갈색세포종의 증상에 대해 기술해보자.

① 심한 _______(주 증상)
② ________의 과다 활동
③ 빈맥, 심계항진, 두통

04 갈색세포종의 5가지 주요증상은 무엇인가?

________, ________, ________, ________, ________

정답

01 크롬친화성 세포, 카테콜아민

02 유전, 흡연, 신체적 운동, 체위변경, 배뇨반사, 일측성 부신 양성종양
* 임신, 수술 등의 스트레스가 증상을 촉진 또는 악화시킬 수 있다.

03 ① 고혈압
② 교감신경계

04 고혈압, 고혈당, 대사항진, 발한과다, 두통

진단 검사

05 갈색세포종의 진단을 내릴 수 있는 검사에 대해 알아보자.

– 혈장 카테콜라민 및 소변 카테콜라민 검사 시 수치 ______

치료 및 간호

06 갈색세포종의 치료와 간호에 대해 기술해보자.

① 치료

a) 주 치료: ________

b) 양측성 부신절제술 후에는 평생 ____________ 투여

c) 수술 전 혈압 조절 : α, β–교감신경 수용체 차단

② 간호 관리

a) 혈압 상승을 예방하기 위한 간호중재

– ______을 올리지 않도록 한다.

– 환자의 _______ 요인을 차단하도록 한다.

– 과격한 운동을 제한한다.

– ________를 금한다.

b) 급격한 ________ 금지

c) ______ 예방

d) 분비물이 많으므로 _______을 자주 시행하여 청결을 유지한다.

e) __________에서 휴식을 취하도록 한다.

f) 절개부위의 통증을 조절하기 위한 약물 투여 시, _____을 자주 측정한다.

③ 식이요법

a) ______, ______, ______가 풍부한 식이를 제공한다.

b) 커피, 홍차, 콜라 등의 _____이 함유된 음료는 금지한다.

정답

05 증가

06 ① a) 부신절제술
b) 글루코코르티코이드
② a) 복압, 스트레스, Valsalva 수기
b) 체위변경
c) 변비
d) 목욕
e) 어두운 독방
f) 혈압
③ a) 비타민, 미네랄, 칼로리
b) 카페인

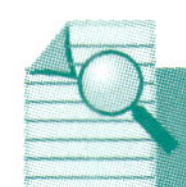

핵심 정리 문제

01 **갈색세포종 환자의 간호중재로 옳지 않은 것은?**

① Valsalva 수기를 금지한다.
② 스트레스 요인을 차단한다.
③ 밝고 조용한 환경을 만들어 준다.
④ 땀을 많이 흘리므로 목욕을 자주 한다.
⑤ 급격한 체위 변경은 금한다.

정답

01 ③

어두운 독방에서 휴식과 안정을 취하도록 한다. 갈색세포종의 주 증상으로 고혈압이 발생하므로, 급격한 체위변경이나 복압을 가하는 행위(Valsalva 수기, 복부의 강한 촉진 등)를 금하도록 한다.

02 **갈색세포종의 진단검사로 나타나는 결과로 옳은 것은?**

① 혈장 카테콜아민 수치 감소
② 혈장 코르티솔 수치 감소
③ 소변 카테콜아민 수치 증가
④ 당화혈색소 증가
⑤ 혈장 부신피질자극호르몬 감소

02 ③

* 갈색세포종 진단으로 혈장 카테콜아민 검사와 소변 카테콜아민 검사에서 수치 증가가 나타나는 것을 본다.

03 **갈색세포종 환자에 대한 간호중재로 옳지 않은 것은?**

① 땀과 분비물 배출이 많으므로 목욕을 자주 하도록 한다.
② 심계항진이나 발한 등의 증상을 관찰한다.
③ 신체적, 정신적 안정을 취하도록 한다.
④ 변비를 예방하도록 한다.
⑤ 고단백, 저칼로리 식단 위주로 섭취하도록 한다.

03 ⑤

갈색세포종 환자에게는 비타민, 미네랄, 칼로리가 풍부한 식이를 제공하도록 한다.

04 갈색세포종의 간호진단으로 옳지 않은 것은?

① 수술 후 쇼크, 출혈 증상이 나타나는지 관찰한다.
② 양측 부신을 모두 절제한 경우에는 스테로이드 사용을 금지해야 함을 확인시킨다.
③ 에피네프린과 노르에프네프린의 과다분비로 인한 손상 위험성을 관찰한다.
④ 수술 후 24~48시간 동안 저혈압이 지속될 수 있으므로 주의깊게 관찰한다.
⑤ 수술 후 코르티코스테로이드 자가투여에 대한 지식이 부족하지 않은지 확인한다.

정답

04 ②
양측 부신 모두 절제한 후에는 평생 스테로이드 요법이 필요함을 알려준다.

05 갈색세포종의 간호중재로 옳지 않은 것은?

① 저칼로리 식이 권장
② 급격한 체위변경 금지
③ 카페인 섭취 제한
④ Valsalva 수기 금지
⑤ 스트레스 원인 차단

05 ①
갈색세포종 환자에게는 비타민, 미네랄, 칼로리가 풍부한 음식을 제공한다.

당뇨병 간호관리

1. 병태생리로 보는 당뇨병

당뇨병이란 만성 고혈당 상태(혈중 포도당 농도의 과잉상태)를 말하는 것으로, 고혈당은 인슐린의 결핍 또는 인슐린과 길항작용이 있는 호르몬의 과잉에서 기인한다.

병 인	**1형 당뇨병의 원인** •바이러스, 감염 등의 환경인자로 인해 자가면역에 이상이 발생해 췌장 β세포가 파괴된다. **2형 당뇨병의 원인** •인슐린 분비능력과 관련된 다양한 유전자 이상으로 인슐린 분비장애가 일어난다. **환경인자** •과식, 비만, 고지방식, 운동부족, 스트레스 등

병 태		인슐린 비의존상태	인슐린 의존상태
	인슐린 투여	•분비능력장애가 있어도 어느 정도는 분비 가능	•인슐린 투여가 필수(분비 불가능)
	혈당치	•다양하지만 비교적 안정적임	•높고 불안정함
	케톤체	•증가하지만 경미하다.	•현저하게 증가하는 경우가 많음
	췌장에서의 인슐린 분비능력	•약간 있다.	•거의 없다.

증 상	•인슐린 분비 장애 •인슐린 저항성 증가 • 구갈, 다음, 다뇨, 체중감소, 피로 •시력 장애 : 백내장, 녹내장, 당뇨병성 망막병증 •신경 증상 : 당뇨병성 신경병증 •피부 증상 : 만성 화농성 피부염증 •저혈당 증상 : 창백, 발한, 빈맥, 혼돈, 저혈당성 쇼크로 인한 의식상실

진 단 및 검 사	**진단** • HbA1c가 6.5 이상 (정상 : 4.3~5.7%) • 식후 2시간 혈당치가 200mg/dL 이상 • 공복시 혈당이 126mg/dL 이상(정상 : 70~110mg/dL), 보통시 200mg/dL이 적어도 2회 증상 동반 • 75g 포도당 부하시험에서 2시간 수치가 200mg/dL 이상(정상 : 140mg/dL 이하) • C-peptide : 췌장의 β-세포의 인슐린 분비량을 반영 **검사** • 경구 포도당 부하시험 OGTT(보통 포도당의 양 75g 사용) • IRI(혈장 인슐린 수치)
치 료	**식사요법** • 적당한 칼로리 공급 • 영양의 균형(각 영양소의 최저 필요량의 충족) **운동요법** • 운동을 제한할 필요가 없는 한 적극적으로 실시한다. • 혈당치가 최고치인 시간에 가벼운 유산소 운동을 하도록 한다. **약물요법** • 경구 혈당강하제 • 인슐린 요법 : 속효형 인슐린(RI), 지속형 인슐린(Determir), 중간형 인슐린(Lante, NPH)

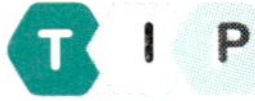

인슐린의 작용

·칼륨과 마그네슘의 유입을 촉진하여 세포 외 전해질 수준을 낮춘다.

·모든 세포에서 포도당의 사용을 강화시켜 혈당을 낮춘다.

2. 당뇨병의 간호중재

간호문제	간호진단	간호목표
• BMI 25 이상 • 불규칙한 식사 섭취 시간과 내용 • 저혈당 예방을 목적으로 하지 않는 간식과 내용 • 과도한 음주 습관	• 만성질환(당뇨병)의 자가관리와 관련된 비효율적 대응	• 적절한 영양 섭취와 소비의 균형을 이해하고 적정 체중을 목표로 하는 행동변화에 대해 설명한다. • 체중을 줄이기 위해 적정한 섭취 에너지량과 지시된 식사섭취에 대한 관리 의지를 갖도록 한다. • 체중을 줄이는 것이 혈당 조절에 영향을 미친다는 것을 알도록 한다.
• 저혈당에 의한 의식장애	• 저혈당에 의한 의식장애와 관련된 신체 손상의 위험성	• 신체를 손상시키지 않도록 넘어지지 않고 입원생활을 할 수 있다. • 저혈당을 예방하는 방법을 안다. • 저혈당을 조기발견하고 대처할 수 있다.
• 주2회 이하의 배변 • 배변에 시간이 걸림 • 잔변감	• 자율신경장애에 따른 위장관의 운동 장애과 식물성 섬유 및 수분섭취량 부족과 관련된 변비	• 주 2회 이상 배변을 한다. • 쉽게 완전한 배변을 한다.

간호수행

1. 적절한 영양 섭취와 에너지 소비

- 규칙적이고 균형 잡힌 식단으로 영양을 골고루 섭취하도록 한다. 고섬유질 식이를 권장한다.
- 혈당과 혈중지질 농도를 조절하도록 한다.
  - 당 : 55~60%
  - 지방 : 20~30%
  - 단백질 : 15~20%
- 지금까지의 생활에서 섭취된 에너지량과 소비 에너지량의 불균형을 일으키는 문제를 환자와 함께 검토한다.
- 영양사, 의사와 함께 정보를 공유하고 개인의 생활 배경과 신체 상태에 따라 구체적인 실행 방법을 검토한다.
- 식사요법과 운동요법의 의의와 목적을 개별 상황에 맞게 설명하고,
  환자나 가족의 반응을 확인하면서 식품교환표를 이용하여 식사 요법에 대해 설명한다.
- 과식한 경우 인슐린의 양을 증가시킨다.

2. 저혈당으로 인한 신체 손상 위험 제거

- 저혈당 증상의 출현 상황과 정도를 관찰한다.
- 식사 시간이 늦어지면 저혈당이 나타날 수 있으므로 가벼운 간식을 먹는다.
- 격렬한 운동 뒤에는 저혈당이 나타날 수 있으므로 칼로리 양을 늘린다.
- 저혈당 증상 출현 시 혈당을 측정하고 저혈당을 확인한다. 이때, 경구 섭취가 가능한 경우에는 당질 보급을 촉진하고, 경구 섭취가 불가능한 경우에는 의사에게 포도당 정맥 주사를 의뢰한다.
- 저혈당을 방지하기 위한 식품섭취 방법 등의 생활방식을 설명하고, 저혈당 예방의 관점에서 운동시간, 운동량, 보조식품에 대해 설명한다.
- 운동 직후에 간식 섭취를 한다.
- 신분증 및 당뇨병 수첩, 저혈당 간식 등을 휴대해야 할 필요성과, 저혈당에 의한 의식 장애 시의 적절한 조치에 대해 가족이나 주위 사람들과 대책을 세운다.
- 인슐린 과다투여 시 저혈당 증상이 발생하면 사탕이나 꿀, 주스 등을 섭취하게 한다.
- 의식이 없어 구강으로 투여가 불가능하거나 저혈당 증상이 심하면 글루카곤이나 50% 포도당을 정맥 주사한다.

3. 원활한 배변 수행

- 식사 이외에도 목표로 하는 수분 섭취가 가능하도록 적절한 수분 섭취를 촉진하고, 필요에 따라 복부 마사지와 따뜻한 찜질을 한다.
- 배변이 2일 이상 없으면 완하제의 투여에 대해 의사와 상의하고, 배변관리가 불량한 경우에는 생활 방식에 맞는 예방법을 설명하여 대처 방법을 논의한다.

4. 인슐린 투여 시 간호중재

- 제2형 당뇨병에는 경구용 혈당 강하제가 효과적. 40세 이상, 케톤병력이 없는 환자, 당뇨 발병 5년 이내인 환자에게 사용한다.
- 인슐린을 주사할 때에는 피하조직에 약물을 주입하여 신속히 흡수될 수 있게 한다.
- 인슐린 투여 시 한 부위에만 반복적으로 투여하지 않도록 한다(그 부위의 지방조직이 위축되는 것을 예방).
- 인슐린 흡수가 너무 빨리 이루어지는 것을 방지하기 위해 주사부위를 문지르지 않도록 한다.

5. 당뇨성 혼수의 간호중재

- 인슐린 정맥 주사 : 당뇨성 혼수 시에는 피하조직이 탈수되어 피하로 주사하면 흡수가 지연되므로 정맥으로 인슐린을 주사한다.
- 순환장애 관찰을 위해 시간당 소변량을 측정한다(시간당 소변량 50mL 이하이면 순환장애 없음).

3. 당뇨병의 합병증

① 인슐린 합병증

- 새벽현상 : 새벽 3시까지 정상혈당이다가 그 이후 혈당 증가. 제2형 당뇨병에서 주로 나타난다.
- 인슐린성 지방대사 장애(당뇨병성 케톤산증) : 지방대사의 장애로 고혈당이 나타날 수 있다.
- 소모기(somogyi) 현상 : 새벽 3시까지는 저혈당이 나타나다가 그 이후 고혈당이 나타남
- 음식물 과다섭취 시 : 인슐린 투여 중이어도 적정량 이상의 음식 섭취 시 고혈당이 나타남

② 당뇨성 케톤산증

- 인슐린 민감성 조직에서 인슐린이 부족하여 나타난다. 지방세포에 인슐린이 부족하면 지방의 분해를 억제하지 못하여 순환 혈액 내에 지방산이 유리되고 체중감소가 초래된다. 유리된 지방산은 간에서 트리글리세리드와 케톤체로 합성된다. 인슐린 부족과 지방수치 증가로 간에서 과도한 케톤을 생산하게 된다.
- 증상: 탈수, 케톤뇨, 다뇨, 다식, 호흡 시 아세톤 냄새, 따뜻하고 건조한 피부
- 간호
  - 탈수 조절 : 초기에는 0.9% 생리식염수 정맥 투여, 혈중 나트륨 농도에 따라 0.45% 생리식염수 공급, 섭취량/배설량 확인
  - 전해질 보충 : 저칼륨혈증 교정, ECG 관찰
  - 산증 조절 : 속효성 인슐린(RI) 정맥 투여

③ 당뇨병성 망막증

- 모세혈관이 굵어지면서 기저막에 손상을 입히게 된다.
- 미세동맥류나 점상출혈이 나타난다.
- 황반부종이 나타나면 시력장애를 초래하게 된다.
- 눈앞이 거미줄처럼 뿌옇게 보인다.
- 전증식성 망막증에서는 삼출액을 볼 수 있다.

④ 당뇨병성 발병변

당뇨병 환자는 신경장애, 허혈, 패혈증 등으로 말초신경증이나 발궤양이 발생하기 쉽다.

- 발 관리
  - 발톱을 직선으로 깎는다.
  - 티눈이나 굳은살은 함부로 제거하지 않는다.
  - 순한 비누와 미온수로 씻고 깨끗이 닦는다.
  - 발과 발가락 사이에 로션을 바르지 않는다.
  - 맨발로 다니지 않도록 하고 발에 잘 맞는 신발을 신는다.
  - 외부 온도에 장기간 노출되지 않도록 한다(화상, 동상 주의).

당뇨병 포인트 리뷰

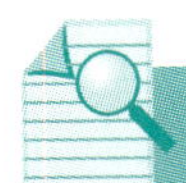

셀프 복습 문제

개요

01 당뇨병에 대해 간략히 기술해보자.

– 당뇨병이란 만성 고혈당 상태(혈중 포도당 농도의 과잉상태)를 말하는 것으로, 고혈당은 ________의 결핍 또는 ________과 길항작용이 있는 호르몬의 과잉에서 기인한다.

증상

02 당뇨병의 증상으로 옳은 것을 모두 골라보자.

① 다뇨
② 다음
③ 다식
④ 체중 증가
⑤ 피로

진단검사

03 당뇨병의 진단검사에 대해 기술해보자.

① 공복 시 ________mg/dL 이상, 보통 시 ________mg/dL이 적어도 2회 증상 동반

② ______________ 검사 : 2~3개월 동안의 평균혈당치를 반영하는 지표이다.

③ __________ 검사 : 혈당이 정상으로 돌아오는 데 걸리는 시간을 확인한다.

④ C–peptide(connecting peptide) : 췌장의 β–세포의 __________을 반영한다. 인슐린을 투여 중이거나 인슐린 항체가 있을 때에도 인슐린 분비 능력을 정확히 반영한다.

정답

01 인슐린, 인슐린

02 ①, ②, ③, ⑤
* ④ 체중은 감소한다.

03 ① 126, 200
②당화혈색소(HbAlc)
③ 경구 당부하
④ 인슐린 분비량

간호

04 당뇨병의 간호 관리에 대해 기술해보자.

① 식사요법
- 균형 잡힌 영양소 섭취와 규칙적인 식습관을 유지할 수 있도록 조절한다.
- __________ 식이를 권장한다.
- 식사 시간이 늦어지면 저혈당이 나타날 수 있으므로 ___________을 먹는다.
- 격렬한 운동 뒤에는 저혈당이 나타날 수 있으므로 _____ 양을 늘린다.
- 과식한 경우 _________의 양을 증가시킨다.

② 운동요법
- 혈당치가 최고치인 시간에 가벼운 _________ 운동을 하도록 지도한다.
- 운동 직후에 _________를 한다.

③ 약물요법
- 인슐린을 주사할 때에는 ___________에 약물을 주입하여 신속히 흡수될 수 있게 한다.
- 인슐린 투여 시 한 부위에만 반복적으로 투여하지 않도록 한다(그 부위의 지방조직이 ______되는 것을 예방).
- 인슐린 흡수가 너무 빨리 이루어지는 것을 방지하기 위해 _________________ 않도록 한다.

정답

04 ① 고섬유질
가벼운 간식,
칼로리,
인슐린
② 유산소,
간식섭취
③ 피하조직,
위축,
주사부위를 문지르지

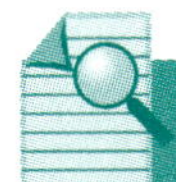

핵심 정리 문제

01 당뇨병 환자의 식이로 옳은 것은?

① 고섬유질 식이
② 고열량 식이
③ 저열량 식이
④ 저염 식이
⑤ 고탄수화물 식이

02 인슐린을 주사 투여할 때의 주의사항으로 옳지 않은 것은?

① 피하조직에 주사한다.
② 주사는 정해진 한 부위에만 놓도록 한다.
③ 주사 후에는 주사 부위를 비비지 않도록 한다.
④ 과식한 경우에는 인슐린 용량을 늘인다.
⑤ 운동 시에는 저혈당이 나타나므로 인슐린 용량을 줄인다.

03 당뇨병 환자에게 적용할 식사요법으로 옳은 것은?

① 저혈당 예방을 위해 음식에 당분(설탕, 꿀) 등을 넣어 조리한다.
② 에너지 보충을 위해 탄수화물과 단백질은 최대한 많이 섭취하도록 한다.
③ 설사 예방을 위해 섬유질이 적은 음식을 섭취한다.
④ 표준 체중을 유지하면서 영양을 골고루 섭취하는 것 외에 특별한 식사요법은 없다.
⑤ 탈수 예방을 위해 염분이 충분히 함유된 음식을 섭취한다.

정답

01 ①
당뇨병 환자에게는 표준 체중을 유지할 수 있도록 적정량의 열량과 균형 잡힌 영양 식단을 규칙적으로 제공하며 고섬유질 식이를 권장하도록 한다.

02 ②
인슐린 투여 시 주사 부위의 지방조직이 위축되는 것을 예방하기 위하여 한 부위에만 반복적으로 투여하지 않도록 한다. 팔, 복부, 둔부 등 주사 부위를 회전하면서 투여한다.

03 ④
* 당뇨병 환자의 식이로는 체중 유지 및 비만 예방 하면서 규칙적으로 영양을 골고루 섭취하는 것이 중요하다. 특별한 음식이나 식사요법이 필요하지는 않다.

04 **당뇨 환자의 발 관리 내용으로 옳은 것은?**

① 굳은살이나 티눈이 생기면 손톱깎이나 날카로운 도구로 즉시 제거하도록 한다.
② 발톱을 곡선으로 자르도록 한다.
③ 전기패드를 사용하여 발의 온도를 따뜻하게 관리한다.
④ 꽉 끼는 양말이나 신발을 신지 않도록 한다.
⑤ 발이 건조해지지 않도록 로션을 항상 바르고 습윤한 상태를 유지한다.

05 **당뇨병 환자가 인슐린 투여 후 갑자기 쓰러져 의식을 상실한 경우에 그 이유는 무엇인가?**

① 비타빈 B_{12} 부족으로 인한 빈혈
② 저혈당성 쇼크
③ 인슐린 내성
④ 탈수로 인한 쇼크
⑤ 혈중 포도당 증가로 인한 고혈당

06 **당뇨병의 합병증으로 시력장애가 오는 이유로 옳지 않은 것은?**

① 수정체 부종
② 망막 박리
③ 백내장
④ 외안근 마비
⑤ 각막 손상

정답

04 ④
* 당뇨병의 합병증으로 발 괴저가 발생하는데 이를 예방하기 위해 발톱은 직선으로 깎고, 굳은살이나 티눈은 처방 없이 함부로 제거하지 않도록 한다. 전기패드는 화상의 위험이 있으므로 사용하지 않으며 하지 순환이 잘 되도록 꽉 끼는 양말이나 신발은 신지 않도록 한다. 발은 항상 건조하게 유지하며 발가락 사이에 로션을 바르지 않는다.

05 ②
인슐린을 과다 투여했을 때나 공복 시에 인슐린 투여했을 때 저혈당증이 발생할 수 있다. 발한, 창백, 빈맥 등의 저혈당 증상이 악화되면 저혈당성 쇼크로 의식상실이 일어날 수 있다.

06 ⑤
* 당뇨병의 합병증 중의 하나인 망막병변은 망막 내 미세혈관의 변화로 인해 발생한다. 망막병증의 증식 단계에서 유리체 출혈, 망막 박리가 일어난다. 당뇨병에서는 망막증 외에도 백내장, 녹내장, 복시, 수정체 부종, 외안근 마비 등의 눈 병변이 동반되어 시력에 영향을 미치게 된다.

07 다음 중 고혈당 위험이 있는 당뇨 환자는?

① 체중이 많이 나가는 사람
② 음식물을 과다섭취한 사람
③ 운동을 과도하게 한 사람
④ 인슐린 과다 투여한 사람
⑤ 알코올 섭취를 한 사람

정답

07 ②

* 당뇨병 환자는 급성 감염, 과식, 정서적 긴장 상태에서 고혈당이 된다. 당뇨병 환자가 과도한 운동을 하거나 알코올 섭취, 인슐린 과다투여, 평소보다 적은 식사 시에는 저혈당의 위험이 있다.

08 인슐린 쇼크로 의식장애가 나타난 환자에 대한 간호로 옳은 것은?

① 혈당강하제를 정맥주사한다.
② 사탕이나 꿀, 주스 등을 섭취하게 한다.
③ 글루카곤이나 50% 포도당을 정맥 주사한다.
④ 침상에서 휴식을 취하도록 한다.
⑤ 구강으로 수분을 공급한다.

08 ③

인슐린을 과량 투여했을 경우 저혈당 증상이 나타난다. 의식이 있는 환자의 경우에는 주스나 사탕 등을 섭취하게 하고 의식이 없는 환자의 경우에는 글루카곤이나 50% 포도당 20~50mL를 정맥주사한다.

지질이상증(고지혈증) 간호관리

1. 병태생리로 보는 지질이상증(고지혈증)

혈청 콜레스테롤이나 혈청 트리글리세리드가 비정상적인 높은 수치를 나타내는 고지질혈증과 HDL콜레스테롤이 비정상적으로 낮은 수치를 나타내는 병태를 총칭해서 지질이상증이라고 한다.

병 인	• 고LDL콜레스테롤혈증 • 저HDL콜레스테롤 혈증 • 고트리글리세리드 혈증 • 원발성(유전자 이상, 원인불명, 가족력) • 불규칙한 생활습관(과식, 운동부족, 흡연) • 기초질환(당뇨병 등)
병 태	• 자각증상이 없으나 방치하면 전신혈관에 동맥경화가 진행됨 • 심근경색, 뇌경색 등의 합병증이 나타남 • 당뇨병, 간, 담도계 질환, 갑상선기능저하증, 신장질환에 속발함 • 고LDL-C 혈증과 저HDL-C혈증 : 동맥경화의 위험인자
증 상	• 동맥경화성 질환 : 협심증, 심근경색 등 • 췌장염 및 간비장비대
진 단 및 검 사	**진단** • LDL 콜레스테롤 수치(Friedewald식) • 지질이상증의 진단(혈청 중 수치계산) **검사** • 채혈(혈중지질농도 측정, 아밀라아제 측정 등)

치 료	**일반요법** •금연 •식생활의 개선 •적정한 체중유지와 내장지방 감소 •신체활동 증가 **운동요법** •근골격계의 장애나 심근경색이 발생하지 않도록 배려한다. **일반요법(지질강하제의 사용)** •콜레스테롤을 낮추는 약제(HMG-CoA환원 효소저해제 등) •트리글리세리드를 낮추는 약제(피브레이트계 약제 등)

2. 지질이상증(고지혈증)의 간호중재

간호문제	간호진단	간호목표
• 협심증, 심근경색 등의 위험성	• 생활습관과 질병 진행 상황의 관계에 대한 지식부족	• 생활습관과 질병 경과의 관련성을 이해하고 효과적인 치료계획 관리를 할 수 있다. • 질병 경과 및 치료법에 대하여 이해하고 납득하여 치료를 받을 자세가 되어 있다. • 적절한 식사요법과 운동요법에 대하여 구체적으로 설명할 수 있다. • 필요하다고 생각되는 생활 행동의 변화를 설명할 수 있다(흡연 중지, 저지방 음식 섭취, 규칙적인 운동).
• 혈중 지방질의 높은 수치 • 과도한 영양섭취 • 표준체중보다 10~20%이상 초과된 체중	• 잘못된 식습관과 관련된 영양과다	• 적절한 혈중 지방질 수치·이상적인 체중치를 유지할 수 있다. • 규칙적이고 균형 잡힌 식사 행동을 취할 수 있다. • 과잉 섭취의 원인을 말할 수 있다. • 적절한 섭취량을 이해할 수 있다. • 식사요법의 구체적인 목표를 제시할 수 있다(LDL 콜레스테롤 160mg/dL 미만 또는 관상동맥 질환이나 심장 질환의 위험이 있는 경우는 130mg/dL 미만으로 하는 등 목표를 언급한다).

간호수행

1. 생활습관과 질병의 관계성 이해

- 자원으로 활용할 수 있는 사람이나 전문가 팀(스트레스, 흡연, 식사 요법에 대한 상담 등)을 제공하여 준다.
- 운동 요법으로 가벼운 유산소 운동을 매일 30분 이상 계속하는 것을 권장하고, 의료기관의 정기적 진찰을 권장하며, 이상 지질혈증과 관상동맥 질환과의 관련성에 대한 병태생리를 설명한다.
- 스트레스의 완화, 금연 등의 생활 행동 변화에 대해 교육하며, 생활행동 변화의 결정은 환자 스스로가 할 수 있도록 한다.
- 지금까지 행한 자기관리 행동과 노력을 인정하여 주며, 환자의 의사와 생각을 존중하면서, 향후 치료 계획을 제시하여 공유한다.
- 효과적인 스트레스 대처 방법을 소개하는 등 스트레스에 대해 관리·지도한다. 종전의 생활 습관 및 생활방식에 있어서의 문제점에 대해 환자·가족과 함께 구체적으로 검토하여 수정 방법을 생각한다.

2. 적절한 혈중 지방질 수치 및 이상적인 체중 유지

- 적정한 에너지를 섭취하면서 당질, 단백질, 지방질의 균형 잡힌 식사요법을 실행한다. (PFC 비율은 15 : 25 : 60)
- 지방질 이상증의 식사요법에 공통적인 것은 에너지의 제한과 균형 잡힌 식사이다. 콜레스테롤이나 포화 지방산 섭취를 제한하고, 금주를 강력히 권고하고, 치료에 대한 좋은 결과 및 예상되는 결과를 설명한다.
- 1일 3식, 간식과 너무 빨리 먹는 식사는 피하는 등 식사법의 개선을 도모하고, 재료 선택과 조리 방법에 대해 구체적으로 설명한다.

지질이상증(고지혈증) 포인트 리뷰

셀프 복습 문제

개요

01 지질이상증에 대해 간략히 기술해보자.

– 혈청 콜레스테롤이나 혈청 트리글리세리드가 비정상적인 높은 수치를 나타내는 ____________과, ___________이 비정상적으로 낮은 수치를 나타내는 병태를 총칭해서 지질이상증이라고 한다.

증상

02 지질이상증의 증상을 나열해보자.

치료 및 간호

03 지질이상증의 치료와 간호에 대해 기술해보자.

① 약물 치료
- _________을 낮추는 약제(HMG-CoA환원효소저해제 등)
- ____________를 낮추는 약제(피브레이트계 약제 등)

② 간호 관리
- __________을 예방하기 위해 환자의 복압이 올라가지 않도록 한다.
- 환자의 __________ 요인을 차단하도록 한다.

③ 식이요법
- 적정 섭취 에너지 속에서 당질, 단백질, 지방질의 균형 잡힌 식사요법을 실시한다(PFC 비율은 15 : 25 : 60).
- 지질이상증의 식사요법에 공통되는 것은 에너지의 제한과 균형 식사이다.
- __________이나 _______ 섭취를 제한한다.
- ______를 금하도록 한다.

정답

01 고지질혈증, HDL콜레스테롤

02 협심증, 심근경색, 췌장염, 간비장비대 등

03 ① 콜레스테롤, 트리글리세리드
② 혈압 상승, 스트레스
③ 콜레스테롤, 포화 지방산, 음주

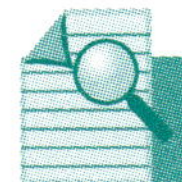

핵심 정리 문제

01 지질이상증으로 인해 나타나는 질환으로 옳지 않은 것은?

① 협심증
② 심근경색
③ 췌장염
④ 간비대
⑤ 골다공증

정답

01 ⑤
지질이상증으로 인해 동맥경화성 질환인 협심증, 심근경색이 나타난다. 췌장염 및 간비장 비대가 발생하기도 한다.

02 지질이상증에 대한 간호수행으로 옳지 않은 것은?

① 알코올 섭취를 금하도록 한다.
② 스트레스에 대한 대처 방법을 마련한다.
③ 근력운동 위주로 30분 이내로 운동하도록 한다.
④ 콜레스테롤이나 포화 지방산 섭취를 제한한다.
⑤ 식사를 너무 빨리 하지 않도록 주의한다.

02 ③
운동 요법으로 가벼운 유산소 운동을 매일 30분 이상 하도록 권장한다.

03 지질이상증의 치료에 대한 설명으로 옳지 않은 것은?

① 신체활동은 최대한 줄이고 침상 안정을 취하도록 한다.
② 적정 체중을 유지하도록 한다.
③ 지질강하제를 사용하여 콜레스테롤 수치를 낮춘다.
④ 내장지방을 감소시키기 위한 노력을 한다.
⑤ 흡연을 금하도록 한다.

03 ①
운동 시 근골격계의 장애나 심근경색이 발생하지 않도록 주의하며 신체활동을 증가시켜야 한다.

통풍 간호관리

1. 병태생리로 보는 통풍

통풍은 요산염 결정이 관절 내에 석출됨으로써 발생하며 격렬한 통증을 동반하는 급성 관절염발작을 주요증상으로 하는 증후군이다. 성별, 연령을 불문하고 혈청 속의 요산용해농도인 7.0mg/dL를 정상 상한으로 하고, 이를 초과하는 것을 고요산혈증이라 하는데, 고요산혈증은 통풍의 유발인자가 된다.

병 인	• 퓨린 대사 장애 • 요산 생산의 과잉(요산염이 관절 내에 석출됨)
병 태	• 30~50대 비만 남성에게서 발병 • 요산대사 이상에 의한 고요산혈증 • 피하결절이나 신장장애 • 전신의 피하조직 : 통풍결절 • 신장 : 통풍 신장(요세관간질 병변) • 요로 : 요로결석 • 전신의 관절 : 급성 관절염, 관절 파괴
증 상	• 다리 관절(특히 제1중족지절 관절부)에 **격렬한 통증**, 발적, 종창(급성 관절염 발작) • **통풍결절(tophi)** : 만성 증상 • 만성 진행 시 조조강직 • 엄지발가락, 발등, 손가락, 팔꿈치관절, 귓바퀴 등에 많이 발생(무통성의 결절) • 무증상성 고요산혈증

진 단 및 검 사	**검사** • X-선 검사(관절 부위 뼈조직 검사)
치 료	• 통풍 결절은 혈청요산수치가 6.0mg/dL 미만이 되면 축소, 소실된다. • 식이요법 : 퓨린 함유가 적은 음식 섭취(고퓨린식 제한), 충분한 수분 섭취, 알칼리성 식품 섭취, 알코올 제한 • 외과적 수술(감염이나 압박의 경우에는 외과적 적출 수술을 한다.) • 약물 요법 : 콜히친(통증 완화 및 요산축적 억제), 코르티코스테로이드, 프로베네시드(요산 배설 촉진), 알로퓨리놀(요산 생성 억제), NSAIDs 등 투여 *요산강하제 및 아스피린은 사용 금지

2. 통풍의 간호중재

간호문제	간호진단	간호목표
• 부적절한 식이섭취 정보를 요구함.	• 질병 과정과 결석 예방에 대한 지식부족	• 신장결석, 요로 결석의 초기 증상 및 징후를 안다. • 결석 예방법에 대해 말할 수 있다.
• 식사, 목욕, 배설 등 일상생활 활동의 제한	• 급성관절염과 관련된 자기관리 결핍	• 통증이 없을 때는 환자 자신이 일상생활에서 자기관리 활동을 할 수 있다.
• 관절 부위의 통증 호소	• 관절 염증과 관련된 급성 통증	• 통증이 완화되었다고 표현한다.

간호수행

1. 요로 결석 치료

- 요산 하강 약물의 확실한 투여를 한다.
- 2,000mL/1일 이상의 소변량이 될 수 있도록 수분 섭취를 권장한다.
- 소변 양의 감소, 복통, 측 복부 통증이 발현 된 경우에는 간호사에게 알리도록 지도한다.
- 가능한 한 낮은 purine 식품을 섭취하도록 식사 지도를 한다.
  - 고퓨린 식품 : 육회, 내장류(간, 곱창, 허파, 뇌 등), 고기국물, 멸치, 정어리, 술
  - 중퓨린 식품 : 육류, 흰살 생선, 콩류, 도정 안 된 곡류, 갑각류, 시금치, 아스파라거스, 버섯
  - 저퓨린 식품 : 빵, 쌀밥, 감자, 달걀, 우유, 치즈, 호두, 채소 및 과일
- 처방된 약물의 종류와 작용 및 부작용에 관하여 설명한다.
- **아스피린**은 요산 배설촉진을 불활성화시키므로 **복용을 금하도록** 한다.

2. 일상생활에서의 자기 관리

- 옷을 갈아입거나 식사 등 환자가 스스로 할 수 있는 일은 스스로 하도록 지원한다.
- 족지관절 통증으로 서는 자세가 힘들 때 휠체어를 이용해 화장실에 가는 것을 유도하거나 침대에서 배설하도록 도와준다. 통증이 심해 입욕이 힘들 때 세수나 목욕 등에 대해 지원한다.
- 처방에 의한 진통제를 투여하며, 통증이 생길 때와 설사, 위장 증상이 생길 때 간호사에 알리도록 한다.

3. 통증 완화

- 통증 부위에 **냉찜질**을 실행하고 등 마사지 및 체위 변화를 실행한다.
- 처방에 의한 진통제를 정확하게 투여하고, 통증이 심해진 경우 간호사에게 알리도록 한다.
- 통증이 심한 급성기에는 절대안정을 취하도록 한다.
- 통풍 발작의 통증은 7~10일 정도에서 서서히 없어진다는 사실을 설명하고, 내복약에 대한 작용 및 부작용에 대해 설명한다. 부작용이 발생할 때 간호사에게 알리도록 한다.

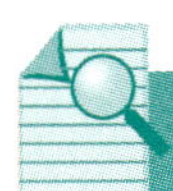

통풍 포인트 리뷰

셀프 복습 문제

개요

01 고요산혈증·통풍에 대해 간략히 기술해보자.

① 성별, 연령을 불문하고 혈청 속의 요산용해농도인 7.0mg/dL를 정상 상한으로 하고, 이를 초과하는 것을 __________이라 한다.

② 요산염 결정이 관절 내에 석출됨으로써 발생하며 격렬한 통증을 동반하는 급성 관절염발작을 주요증상으로 하는 증후군을 _______이라 한다.

증상

02 통풍의 증상에 대해 기술해보자.

① 통풍결절, 무증상성 고요산혈증

② 다리 관절(특히 ______________)에 격렬한 통증, 발적, 종창

③ 만성 진행 시 __________

정답

01 ① 고요산혈증, ② 통풍

02 ② 제1중족지절 관절부 ③ 조조강직

치료 및 간호

03 통풍의 치료와 간호에 대해 기술해보자.

① 치료

- 수술 : 감염이나 압박의 경우에는 __________ 수술
- 약물요법 : ________(통증 완화 및 요산축적 억제), 코르티코스테로이드, 프로베네시드(요산 배설 촉진), ________(요산 생성 억제), NSAIDs 등 투여

② 간호 관리

- 급성기 간호 : 절대 안정, 부목 고정, 냉습포 적용, 마사지
- __________은 요산 배설촉진을 불활성화시키므로 복용을 금지한다.

③ 식이요법

- __________ 제한, 다량의 __________, __________식품 섭취, ________ 제한

정답

03 ① 외과적 적출, 콜히친, 알로퓨리놀
② 아스피린
③ 고퓨린식, 수분섭취, 알칼리성, 알코올

핵심 정리 문제

정답

01 다음 중 통풍에 대한 설명으로 옳은 것은?

① 요산 생산이 저하되어 발생한다.
② 통풍 환자에게는 수분 섭취를 제한한다.
③ 알칼리성 식이는 제한하고 산성 식이를 제공한다.
④ 새우, 육회, 내장류를 과다섭취할 경우 발생한다.
⑤ 정어리, 시금치 등의 식품이 권장된다.

01 ④
* 통풍은 단백질의 일종인 퓨린의 대사장애로 요산 생산이 과잉되어 발생한다. 통풍 환자에게는 충분한 수분섭취를 권장하고 알칼리성 식이를 제공한다. 육회, 내장류, 멸치, 정어리 등의 고퓨린 식품은 제한하고 달걀, 감자, 우유, 치즈, 쌀밥 등의 저퓨린 식품을 권장하도록 한다.

02 통풍의 증상으로 옳지 않은 것은?

① 침범된 발가락 부위의 종창
② 다리관절의 격렬한 통증
③ 백혈구 수치 증가
④ 조기의 조조강직
⑤ 통증에 민감함

02 ④
만성이 되면 조조강직이 나타난다.

03 통풍 환자의 치료로 옳지 않은 것은?

① NSAIDs를 투여한다.
② 콜히친을 투여한다.
③ 아스피린을 투여한다.
④ 절대 안정을 취한다.
⑤ 저퓨린 식이를 제공한다.

03 ③
아스피린 복용은 금지한다. 아스피린은 요산 배설을 감소시켜 혈중 요산 농도가 증가하게 되므로 통풍 악화의 원인이 된다.

04 다음 중 통풍 환자의 간호중재로 옳지 않은 것은?

① 통증이 심할 때에는 관절가동범위운동(ROM)을 실시한다.
② 콜히친, NSAIDs 등의 약물을 투여한다.
③ 다량의 수분을 섭취하도록 한다.
④ 통증 부위에 냉습포를 대어 찜질을 한다.
⑤ 감자, 곡류 위주의 식단을 제공한다.

05 통풍환자에게 권해도 되는 식품으로 옳은 것은?

① 정어리, 멸치
② 콩, 시금치
③ 흰쌀밥, 치즈
④ 육즙, 내장
⑤ 버섯, 새우

정답

04 ①

통증이 심한 급성기에는 절대안정을 취해야 한다.

05 ③

* 통풍환자는 저퓨린 식품 위주로 식사하도록 지도한다.
  - 고퓨린 식품 : 육회, 내장류(간, 곱창, 허파, 뇌 등), 고기국물, 멸치, 정어리, 술
  - 중퓨린 식품 : 육류, 흰살 생선, 콩류, 도정 안 된 곡류, 갑각류, 시금치, 아스파라거스, 버섯
  - 저퓨린 식품 : 빵, 쌀밥, 감자, 달걀, 우유, 치즈, 호두, 채소 및 과일

비만 간호관리

1. 병태생리로 보는 비만

비만이란 체내의 지방조직이 과잉 축적된 상태를 말한다. 비만을 체지방의 분포에 따라 분류하면 내장지방형 비만과 피하지방형 비만으로 나눌 수 있다.

병 인	• 과식(섭취에너지 과잉) • 운동부족(소비에너지 과소) • 식욕의 항진(유전인자, 환경인자, 신경내분비인자가 크게 관여함)

병 태	• 내장지방형비만은 동맥경화질환 유발(당뇨병, 지질이상증, 고혈압과 같은 생활 습관병) • 여분의 에너지 → 글리코겐으로 간에 축적 → 중성지방(트리글리세리드〈TG〉)으로서 지방세포에 저장 → 비만 증상

증 상	**지방세포의 질적이상** • 내당능장애 • 지질이상증 • 고혈압 • 관상동맥질환 • 뇌경색 • 지방간 **지방세포의 양적이상** • 정형외과적 질환(변형관절염, 요통증) • 수면시 무호흡증후군(SAS)

진 단 및 검 사	**비만의 판정** • BMI≧25 는 비만으로 판정 * **BMI :** 신체비만지수(body mass index)
치 료	**식사요법** • 영양소 확보, 에너지량 감소 **행동요법** • 폭식, 빨리 먹기 등의 억제 **운동요법(유산소운동 등)** • 기초대사의 증가 • 인슐린 감수성의 향상 • 지방합성 효소의 억제 • HDL 증가

2. 비만의 간호중재

간호문제	간호진단	간호목표
• 과식 • 운동부족 • 비만	• 섭취에너지와 소비에너지 불균형과 관련된 영양과다.	• 적절한 식사를 취할 수 있다. • 규칙적인 운동을 할 수 있다.
• 동맥 경화의 위험성	• 비만으로 인한 동맥경화 위험성에 대한 지식부족	• 건강 유지 행동에 적극적인 의사 표현을 한다. • 건강 유지의 장벽이 되는 것들을 명확히 한다.
• 불안 • 생활에서 스트레스의 호소 • 방어 기제의 부적절한 사용 • 불충분한 지원 시스템	외부환경, 스트레스요인과 관련된 비효율적인 대응	• 스트레스 요인을 이해하고 스트레스에 관련된 과식 증상이 나타나지 않는다. • 환자에게 맞는 기분 전환법, 휴식 방법을 발견한다.

간호수행

1. 균형 잡힌 영양섭취

- 환자에게 적당한 에너지 양을 설정한다.
- 환자가 자기 관리 능력에 맞는 활동을 할 수 있도록 일상생활 패턴에 따른 활동을 계획하고, 지원한다.
- 저칼로리 음식을 먹도록 하고, 폭식이나 빨리 먹는 습관을 고치도록 한다.
- 비만의 원인, 비만이 미치는 합병증, 식이요법 및 운동요법의 필요성, 공복 시의 대처 방법에 대해 설명하고, 저칼로리 식품, 요리 및 요리법의 연구를 교육한다.

2. 비만으로 인한 동맥 경화 예방

- 환자나 가족에게 의료시스템의 활용 방법, 정보를 제공한다.
- 현재의 신체 상황 및 실행하고 있는 치료와 그 필요성에 대하여 환자 및 가족과 의논한다.
- 과거 치료에서 환자가 실패했다고 생각하는 것을 검토하여 개선될 수 있도록 촉구하고, 생활방식 변화에는 시간이 걸린다는 것을 설명한다.
- 다른 환자의 성공 사례를 보여 주며 자신감을 갖도록 하며,식사, 운동, 체중 등을 기재한 일기를 쓰도록 한다.

3. 스트레스 해소하여 과식 예방

- 신뢰 관계를 형성한다.
- 스트레스를 해결할 수 있도록 함께 생각하고,
  생활 속에서 즐거움을 찾아 스트레스를 줄일 수 있도록 하며,
  식사 제한으로 스트레스를 받고 있지 않은지 확인한다.
- 스트레스에 의한 충동과 공복을 구별하고 공복 시 식사에 대해 교육한다.
- 대화하기 쉬운 환경과 분위기를 만든다.
  환자와의 대화중에 불안 요인을 발견하고, 대화 속에서 할 수 있는 것을 알아내서 긍정적으로 칭찬하여 준다.

비만 포인트 리뷰

셀프 복습 문제

개요

01 비만에 대해 간략히 기술해보자.

– 비만이란 체내의 지방조직이 과잉 축적된 상태를 말한다. 비만을 체지방의 분포에 따라 분류하면 ___________ 비만과 __________ 비만으로 나눌 수 있다.

정답

01 내장지방형, 피하지방형

증상

02 비만의 증상으로 옳지 않은 것을 골라보자.

① 내당능장애
② 지질이상증
③ 저혈압
④ 관상동맥질환
⑤ 뇌경색
⑥ 지방간
⑦ 변형관절염
⑧ 수면 시 무호흡증후군(SAS)

02 ③

* 고혈압이 나타난다.

치료 및 간호

03 비만의 치료와 간호에 대해 기술해보자.

① 식이요법
- 환자에게 적당한 에너지량을 설정한다.
- __________ 식품을 먹도록 한다.
- ________, __________ 등의 억제

② 운동요법(유산소 운동 등)
- ________의 증가
- _____________의 향상
- 지방합성 효소의 억제
- HDL 증가

③ 간호 관리
- 비만의 유인, 비만이 미치는 합병증에 대해 설명한다.
- 생활 속에서 즐거움을 찾아 _________를 줄일 수 있도록 한다.

정답

03 ① 저칼로리, 폭식, 빨리 먹기
② 기초대사, 인슐린 감수성
③ 스트레스

핵심 정리 문제

01 **비만에 대한 설명으로 옳지 않은 것은?**

① 체지방의 분포에 따라 내장지방형 비만과 피하지방형 비만으로 나뉜다.
② 피하지방형 비만은 동맥경화질환을 유발시킨다.
③ 섭취에너지가 과잉되거나 소비에너지가 적으면 발생한다.
④ 섭취에너지 과잉의 요인인 식욕 항진에는 유전인자, 환경인자, 신경내분비인자가 관여한다.
⑤ BMI≥25를 비만으로 판정한다.

정답

01 ②
내장지방형 비만이 동맥경화질환을 유발시킨다.

02 **비만 환자에 대한 간호중재로 옳지 않은 것은?**

① 폭식이나 빨리 먹는 습관을 버리도록 한다.
② 저칼로리 음식을 먹도록 한다.
③ 총 에너지량을 줄이도록 한다.
④ 근력운동으로 체지방을 감소시킨다.
⑤ 주된 치료법은 식사 및 운동 요법이며 경우에 따라 약물요법을 검토한다.

02 ④
체지방 감소를 위해서는 유산소 운동을 해야 한다.